U0067862

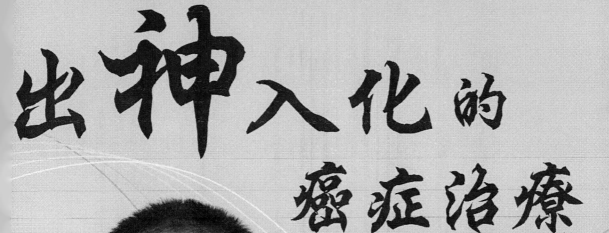

出神入化的癌症治療

血液腫瘤科主治醫師
廖繼鼎◎著

天空數位圖書出版

目錄

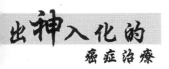

三、術－腫瘤界最重要的五個字：主要性、 前導性、輔助性、拯救性、緩和性／124

四、器－局部性療法的類型／147

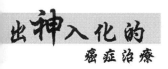

大道至簡，MOM1 而已矣

▌這是最好的時代

　　踏入腫瘤學的領域，彈指已 30 年。上一個世紀可用的武器極少，只有 5-FU、cisplatin、doxorubicin 等化學藥物而已。然而化學藥物不具特異性，殲滅腫瘤細胞的同時，也無可避免地傷害人體正常細胞。即使後來的 gemcitabine 和 taxanes 降低了毒性，仍不脫細胞毒性藥物的範疇。進入 21 世紀以後，對致癌作用機轉另闢蹊徑，開創了精準醫學的時代。前有標靶療法，從腫瘤細胞本身著手，imatinib，gefitinib、trastuzumab 大放異彩；後有免疫療法，從腫瘤微環境開啟新頁，ipilimumab、nivolumab、pembrolizumab 各領風騷。值此個人化醫療百花齊放、百家爭鳴之盛世，隨機試驗捷報頻傳，新藥上市接踵而來，大幅提高腫瘤患者的存活率。

▌病人的健康生命是我首要顧念

　　然而，許多醫師搶搭這股精準醫學的熱潮，前仆後繼投入腫瘤治療的行列，不斷地追求新科技，沉迷在新藥的浪潮中而不自知，忘了回歸本心：「**病人的健康生命是我首要顧念**」《希波克拉底誓詞》。病人沒有疾病卻誤診為癌症、局部病灶卻分期為轉移，甚至病情穩定卻判定病情惡化。診斷輕率，處方用藥漫無章法，嚴重損害病人的生命而不自知，沒有真正地為病人尋找任何可能治癒的機會。

▌「M0 積極，M1 緩和」就是腫瘤心法

當年輕醫師對各種新奇療法感到目眩神迷時，我常常叮嚀他們，我們的目標是治癒病人，藥物只是治癒病人的手段之一。**「要治癒癌症患者的最好方法，就是診斷他根本不是癌症」**，看似一句玩笑話，是我每日診察患者的座右銘。如果我們能綜合各種檢查排除病人罹患癌症的可能性，病人當下解脫，無病釋放。萬一確診罹患癌症，**「M0 積極，M1 緩和」**就是腫瘤心法，M0 和 M1 的鑑別診斷就是一條生死線。身為腫瘤科醫師一定要知道，當腫瘤還在周邊組織（M0）、未成氣候時，利用局部性療法（手術、放射線治療）的手段將其殲滅，才有治癒的可能性。一旦局部性療法不能完全根除局部性疾病，腫瘤細胞便開始四處流竄（M1），就沒有治癒的可能性。這些全身性療法（化學療法、標靶療法、免疫療法、甚至細胞療法）再怎麼新奇、再怎麼昂貴，充其量只能減緩癌細胞擴散的速度，緩和病人的症狀，只是無惡化（progression free），絕不是無病（disease free）。

▌傳道授業解惑

能夠身為醫師是一種福氣，每天思考的是如何幫患者解除病痛，利益眾生。能夠指導後輩也是一種福氣，讓他們迅速掌握腫瘤學精髓，授業解惑。能夠寫書更是一種福氣，可以將我多年的臨床經驗分享給更多腫瘤相關從業人員，傳道四方。我能夠身兼三者，再次感謝所有診治過的患者，無論生死，他們經歷的一切在此書中得以延續。

廖繼鼎
2024 年 6 月

極簡抗癌思維

▌理論與經驗

您手中的這本書，是我三十年來從事癌症治療的心得和經驗，也是全球首部嘗試將中國哲學思想與西方腫瘤醫學融合的專著，為癌症治療開啟了全新而獨特的視角。這些中國哲學觀點不僅蘊含宗教元素，更是一種思辨工具，將癌症治療提升至理念哲學的層面，激發讀者對治療本質的深層思考。

▌責任與信念

作為一位堅持科學實證、同時也專攻癌症誤診與醫療失誤的醫師，我見證過太多寶貴生命因醫療不當而喪失，這令我痛心並深感責任重大。我深信，癌症並非絕症，只要獲得正確的診斷和治療，就可以完全治癒。然而，這本書並非一本能夠起死回生的魔法書，但它蓄積了我三十年臨床經驗的智慧結晶，書中我將毫無保留地分享我的獨到見解。其目的是幫助那些被誤診或治療不當的病人找到最佳的治療方案，並保持積極樂觀的心態。

▌書籍結構

全書分為三大部分，分別從「大道至簡篇」、「道法術器篇」和「大道實踐篇」三個層面闡釋癌症治療的核心理念。

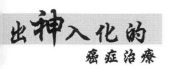

▍大道至簡篇：癌症治療的核心理念

在第一部分「大道至簡篇」，我借鑑《道德經》的思想，以「道、法、術、器」的架構來解釋癌症診斷和治療的層次及原則，強調極簡抗癌思維的重要性。其中，「道」，即判斷是否患有癌症，這是腫瘤學故事的開始；「法」，則是對癌症進行疾病分期，決定 M0 積極或 M1 緩和的治療方向；「術」，是指選擇合適的治療手段，如手術療法、放射線療法、化學療法等；「器」，則是指使用有效的治療工具，如達文西手術、質子治療、化學藥物、標靶藥物等。

▍道法術器篇：理論的深入與細緻展開

在第二部分「道法術器篇」，我對前述理念進行了細緻展開。「道」代表了我們對癌症的基本理解，通過「區域致癌」的觀念來探索癌症的根源，這一理論幫助我們瞭解癌症的發生原因、發病特徵、診斷方法、治療策略、和長期追蹤，貫穿癌症患者的一生，幫助我們從整體出發制定全程治療策略。

「法」則是我們對癌症進行分期和選擇治療的準則。我們引用《金剛經》中「應無所住而生其心」的智慧，強調我們在選擇治療時，應該採取「預測」而不是「預後」的心態。

在探討「術」時，我們不僅談論治療手段的選擇，更強調治療目的的多樣性。無論是手術、電療還是化療，每一種治療都應該有明確的目的，包括主要性（primary）、前導性（induction）、輔助性（adjuvant）、拯救性（salvage）、緩和性

（palliative），這五個目的指導我們如何為患者制定最合適的治療計劃。

最後，「器」代表了我們用於實施治療的工具和技術，介紹局部性療法和全身性療法的種類。

▍大道實踐篇：核心理念在臨床中的應用

在第三部分「大道實踐篇」，呈現我在臨床中運用核心理念的實際案例，展示了我如何運用「道、法、術、器」的思路，幫助各種癌症的各種階段，找出被誤診和被誤治的病人，向那些原本不該失去生命的病人提供了契機，給予他們出神入化的癌症治療。這些案例也反映了我在癌症治療中遇到的困難和挑戰，以及我如何克服和解決的過程和心得。

▍傳遞希望

我寫這本書的目的，不僅是為了把過去三十年所學所感娓娓道來，更是要傳遞一個訊息：癌症不是絕症，癌症可以治療，癌症可以預防，癌症可以逆轉。我希望這本書能成為癌症患者和家屬的良師益友，給予他們信心和力量，幫助他們找到最適合自己的治療方案，享受更高品質的生活。我也希望這本書能成為醫學界的參考書，啟發更多的醫師和醫學工作者，提升他們的診斷和治療水準，減少醫療錯誤和遺憾。

▌邀請共讀

　　我誠摯地邀請您閱讀這本書，與我一同探索出神入化的癌症治療之道。我相信，只要我們不放棄，不失望，不妥協，我們就能夠戰勝癌症，實現無病存活的目標。

廖繼鼎

2024 年 6 月

免責聲明與作者聲明

本書匯集了作者及其他醫療同仁多年的臨床經驗，並不代表任何醫療機構或組織的官方立場。書中案例有些來自作者個人親身經歷，也有部分是其他醫師分享的寶貴案例。為了保護患者隱私，所有案例均經過適度去識別化處理。本書目的在於分享對於腫瘤學照護的心得體會，提供讀者參考思考，但絕非作為醫療診斷或治療指南使用。讀者在採用任何建議前，應先諮詢專業醫療人員意見。

作為一位從事癌症診治工作 30 年的醫師，我見過無數的癌症患者，也見證了癌症治療的發展和進步。在這裡，我想與大家分享一些我在癌症診斷和治療中的心得和體會，並以老子《道德經》中的「道、法、術、器」四個層面來闡述癌症的本質和治理之道。在正式開始之前，我想先說明幾點：

1. 癌症是一種非常複雜和多變的疾病，每一個癌症患者都是獨一無二的個體，必須根據他們的具體情況，制定合適的治療方案。這需要多學科的協調和溝通，也需要患者的配合和信任。我希望通過本書，能夠提升大家對癌症的了解和關心，也能夠促進各科之間的合作和學習。

2. 本書不是一個專業教科書或權威指南，而是我個人的經驗和觀點的分享。我尊重各位的專業和知識，也歡迎各位的反饋和建議。我在這裡只是根據我自己的臨床實踐和理論學習，提出一些我認為有價值和意義的觀察和想法，並參照《道德

經》中的智慧，試圖探索癌症的「道、法、術、器」。如果有任何不正確或不恰當之處，請不吝指教。

3. 本書所有案例都是基於真實的病例，但為了保護患者的隱私，我已經對一些細節進行了**去識別化**處理。畢竟太陽底下沒有新鮮事，如果有任何案例與您或您認識的人相似或相同，那只是一個巧合，請不要過度解讀或對號入座。

第一篇

大道至簡篇

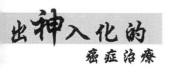

從《道德經》看癌症生死

癌症與道的三個階段

1 道生一、一生二、二生三、三生萬物

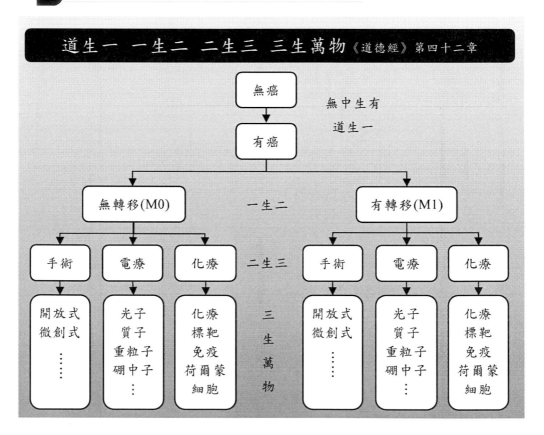

道生一　一生二　二生三　三生萬物《道德經》第四十二章

無癌 → 有癌

無中生有
道生一

有癌 → 無轉移(M0) / 有轉移(M1)　一生二

無轉移(M0) → 手術、電療、化療　二生三

有轉移(M1) → 手術、電療、化療

手術 → 開放式 微創式……

電療 → 光子 質子 重粒子 硼中子…

化療 → 化療 標靶 免疫 荷爾蒙 細胞

三生萬物

■ 道

　　道生一、一生二、二生三、三生萬物，這是《道德經》第四十二章的開頭，老子在此闡述宇宙生成的過程和道理。

16

這裡的一、二、三並非單純的數字計數，而是象徵著「道」從無到有，從單一到眾多，從簡單到複雜的生成過程。

■ 道生一

　　癌症，這種細胞異常增殖的疾病，是如何產生的？它與老子的《道德經》有何關聯？從人體宇宙的角度來看，癌症作為萬物之一，自然也是源於「道」。人體內未出現癌症時，狀態為「無」；癌症出現後，則轉變為「有」。從「無癌」到「有癌」的過程，即是「道生一」的體現。癌症的出現，標誌著腫瘤學故事的開始。

■ 一生二

　　癌症是否會擴散至身體其他部位？這是一個關鍵問題，因為它影響著我們如何治療癌症。若癌症僅限於一個部位，則表示無轉移（M0）；若癌症已擴散至其他部位，則表示有轉移（M1）。要實現癌症治癒，疾病必須處於局部性疾病（M0）；若為轉移性疾病（M1），則無法完全治癒。癌症是否轉移，決定了我們的治療策略：對於 M0，我們採取治癒性治療以消除癌症；對於 M1，我們採取緩和性治療以減輕症狀。M0 與 M1 代表了兩種截然不同的情境，這正是「一生二」的寓意。癌症是否轉移，就是腫瘤學故事的延續。

■ 二生三

　　手術、電療、化療都是常用的治療方法，但它們應用的時機取決於癌症有沒有轉移。如果癌症沒有轉移（M0），我們就用它們來治癒癌症；如果癌症有轉移（M1），我們就用它們來緩和癌症。同樣的手段，卻有不同的目的，這就是「二生三」的意思。癌症的治療手段，就是腫瘤學故事的發展。

出神入化的
癌症治療

■ 三生萬物

　　癌症治療涵蓋眾多工具，均源於手術、電療、化療這三種基礎治療方法。局部控制要靠局部性治療（手術、電療、栓塞、酒精注射、電燒、冷凍、雷射、微波、海扶刀等），遠處轉移控制要靠全身性治療（化療、荷爾蒙治療、標靶治療、免疫治療、細胞治療等），兩者相輔相乘。

　　手術是用刀或其他工具來切除癌細胞，它有兩種方式：開放手術和微創手術。開放手術就是在身體上開一個大洞，直接看到癌細胞的位置，然後把它們割掉。微創手術就是在身體上開一些小洞，透過這些小孔插入細小的攝影機和各種微創器械，外科醫師在觀看顯微鏡投射的影像下操控這些器械，對病灶進行切除或其他治療，避免了大型切口的創傷。

　　電療是用高能量的粒子或光線來照射癌細胞，讓它們受到損傷而死亡。它有四種選擇：光子、質子、重粒子和硼中子。光子是最常用的一種，也就是一種光線，像 X 光或伽馬射線一樣，它的能量和穿透性與其波長成反比。質子、重粒子和硼中子都是一種高能粒子，它們的能量和穿透性與其速度成正比，可以更準確地打到癌細胞，減少對正常細胞的傷害。

　　化療是用藥物來抑制或殺死癌細胞，它有五種形式：化療、標靶治療、免疫治療、荷爾蒙治療和細胞治療。化療就是用一些能夠干擾細胞分裂的藥物，讓癌細胞停止生長或死亡。標靶治療就是用一些能夠辨識癌細胞特定的分子或基因的藥物，讓它們只對癌細胞起作用，而不影響正常細胞。免疫治療就是用一些能夠刺激或增強身體自己的免疫系統的藥物，讓它們能夠識別和消滅癌細胞。荷爾蒙治療就是用一些能夠調節或阻斷某些影響癌細胞生長的荷爾蒙藥物，讓癌細

胞失去生長的動力。細胞治療就是用一些被改造過的活體細胞來治療癌症，例如用基因工程技術來改造人體自己的 T 細胞，讓它們能夠更有效地攻擊癌細胞。

　　這就是「三生萬物」的涵義。各式各樣的癌症治療工具，就是腫瘤學故事的豐富。

　　這種類比希望通過對《道德經》的哲學觀點和癌症治療過程的對比，來呈現癌症治療的複雜性和多樣性。

2　診斷、分期、治療、工具

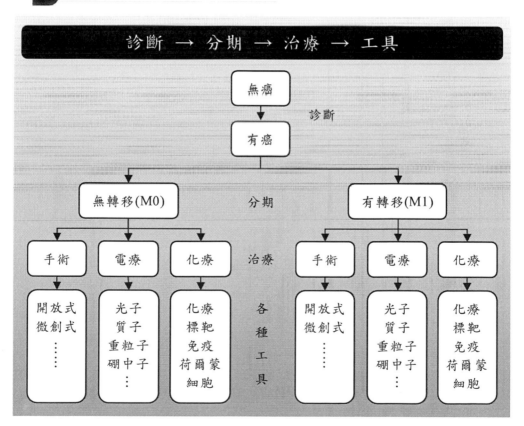

診斷 → 分期 → 治療 → 工具

　　《道德經》的觀念如何在臨床診療上應用呢？它就是從疾病診斷，到疾病分期，再到癌症治療的過程。

■ 診斷

　　我們要先確定它是不是癌症，這叫做診斷。診斷就是用一些檢查方法來看看身體裡有沒有癌細胞。如果有癌細胞，就是癌症，這就是「道生一」的意思。

■ 分期

　　然後我們要看看癌細胞有沒有擴散到其他部位，這叫做分期。分期就是用一些影像方法來觀察癌細胞的位置和數量，主要是區別 M0 還是 M1，這就是「一生二」的意思。

■ 治療

　　接著我們要選擇合適的治療方法來對付癌細胞，這叫做治療。治療有三種基本的方法：手術、電療和化療。這些方法都有各自的優缺點和適用範圍，所以要根據癌症的種類、位置、大小、分期等因素來決定。這就是「二生三」的意思。

■ 工具

　　一旦決定了治療方法，我們再選擇各式各樣的治療工具，這些工具都可以根據不同的情況和需求來使用，讓治療更有效和安全。這就是「三生萬物」的意思。

　　通過以上的過程，癌症的治療過程得以展現，同時也體現了《道德經》的哲學觀念在臨床醫療中的應用。

3 道‧法‧術‧器

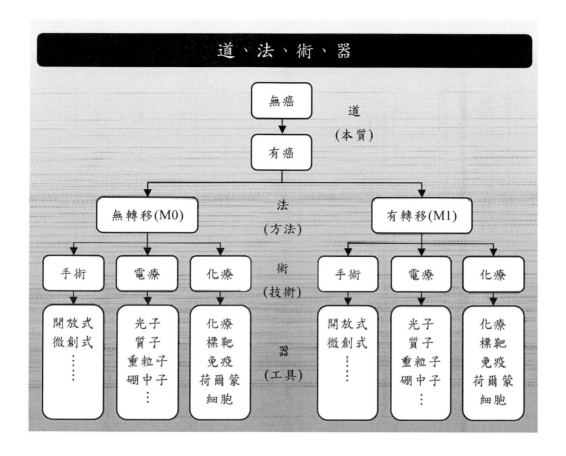

　　「道、法、術、器」是老子《道德經》的重要思想，闡述了宇宙萬物生成運行的根本原理和規律。

　　「道」被視為最高真理和本源，是自然界的客觀規律和法則，是一切事物的本質所在和指導方向。

　　「法」是遵循「道」而制定的規則原則，是實現「道」的指導方針和思路，是一種方法論層面。

「術」是在「法」的指導下實施的具體操作行為，是一種技術技巧的運用。

「器」是用來實現「術」的工具設備，是一種實踐產物和結果體現。

「道、法、術、器」四者相互依存相互作用，構成了一個完整的系統。老子提出，人們應當以「道」為根本，以「法」為指南，以「術」為手段，以「器」為載體，順應自然發展的趨勢和規律，最終達至與天地合一的境界。

「道、法、術、器」的思想同樣也可以應用在診療理念。

「道」就是疾病的本質和存在，即確定癌症的診斷問題。

「法」是疾病的規律和原則，即評估癌症的分期轉移情況。

「術」是醫療技術的運用，即選擇手術、電療、化療等治療手段。

「器」是具體的工具設備，即採用不同類型的治療產品和設施。

人生哲理和醫療實踐在此完美交融。從診斷到分期再到治療的全過程，就是「道、法、術、器」的系統思路。腫瘤學應當秉持這一理念，把握癌症的本質、規律、技術和工具，方能更有效地防治癌症疾病。

腫瘤密碼

1　2^{30}　≒　10^9　≒　1公分

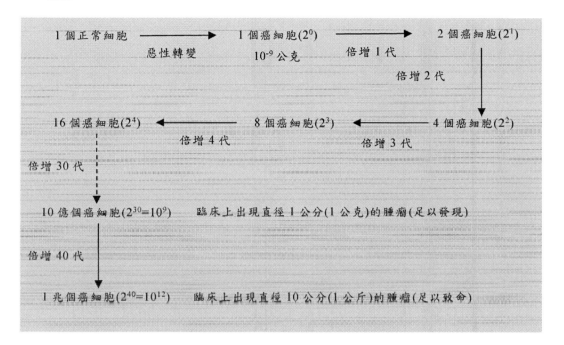

1 個正常細胞 ⟶ 1 個癌細胞(2^0) ⟶ 2 個癌細胞(2^1)

惡性轉變　　　　10^{-9} 公克　　倍增 1 代

倍增 2 代

16 個癌細胞(2^4) ⟵ 8 個癌細胞(2^3) ⟵ 4 個癌細胞(2^2)

倍增 4 代　　　　　　　倍增 3 代

倍增 30 代

10 億個癌細胞($2^{30}=10^9$)　臨床上出現直徑 1 公分(1 公克)的腫瘤(足以發現)

倍增 40 代

1 兆個癌細胞($2^{40}=10^{12}$)　臨床上出現直徑 10 公分(1 公斤)的腫瘤(足以致命)

　　癌症是一種細胞異常增殖的疾病，要想早期發現它，就要先瞭解它是怎麼從一個細胞變成一個腫瘤的過程。當一個正常細胞變壞了，就會變成一個癌細胞。癌細胞不像正常細胞那樣受到控制，它會不斷地分裂，一個變兩個，兩個變四個，四個變八個……這樣一直繼續下去。當它分裂了 30 次之後，就會有 10 億個癌細胞（$2^{30}=10^9$）。這時候，它們堆積在一起，就會形成一個大約 1 公分的腫瘤。這時候的腫瘤才可能被我們發現，這是腫瘤學故事的開端。這 10 億個癌細胞都來自同一個祖先細胞，所以它們都有相同的特徵，稱為單株性（monoclonality）。

通常單一個癌細胞的重量是 10^{-9} 公克，而在臨床上可以偵測到的早期癌症，大約是 1 公克（10^9 個細胞），也就是說在臨床上所稱的早期癌症，其實癌細胞已進行了 30 次的細胞分裂。如果沒有及時治療，再分裂 10 次，就會有 1 兆（10^{12}）個癌細胞。這時候，腫瘤的大小就會達到 10 公分，也就是 1 公斤的重量。這樣大的腫瘤會嚴重影響身體的功能和生活的品質，甚至導致死亡。

所以「道生一」就是說，癌症的故事是從 1 公分腫瘤開始的，而不是從一個癌細胞開始的。因為一個癌細胞太小了，我們用肉眼或者普通的檢查方法都看不到它。只有當癌細胞分裂成足夠多的數量，形成足夠大的腫瘤時，我們才能察覺到它的存在。

2 腫瘤倍增時間

癌細胞每分裂一次，就叫做一代。倍增一代所需的時間，就是腫瘤倍增時間（tumor doubling time，TDT）。不同的腫瘤倍增一代所需的時間也不同，以肺癌為例：

肺癌分類	腫瘤倍增時間（TDT）	從一個癌細胞長到一公分（TDT × 30 代）
小細胞癌	1 個月	2 年半
鱗狀細胞癌	3 個月	7 年半
腺癌	6 個月	15 年

所以從一個癌細胞長到 1 公分的腫瘤，平均都需要經過數年、甚至 10 多年的漫長時間，這時候的腫瘤才可能被我們發現，我們希望能在這段時間儘早將它篩檢出來。

3 推論：轉移是何時發生的？

但是有些時候，我們在臨床上會遇到這樣的情況：一個沒有遠處轉移的病人，在接受手術後不到 2 年，甚至半年就發生遠處轉移。這是怎麼回事呢？難道是手術過程造成癌細胞流竄嗎？其實不然。如果是手術過程造成癌細胞流竄，那麼從一個癌細胞長到 1 公分的腫瘤還是需要很長時間的。以倍增時間為 6 個月的肺腺癌為例，從一個癌細胞長到 1 公分要 15 年，即使是倍增時間為 1 個月的小細胞癌也要 2 年半，如果是手術過程造成癌細胞流竄，那麼手術後不可能半年或兩年就出現轉移。那麼真正的原因是什麼呢？

在腫瘤剛形成時，大小在 1-2 mm，癌細胞只需直接吸收周遭環境的養份即可存活；然而一旦大小超過 3 mm，就必須靠新生血管來供應養份。此時癌細胞就有機會鑽入新生血管而轉移到身體的其他部位。這些四處流竄的癌細胞，就叫做微量轉移（micrometastasis）。所以真正的原因是，在手術的時候，已經有一些癌細胞悄悄地轉移到其他部位，只是數量太少，體積太小，我們用影像學的方法看不到（即，小於 1 公分）。它們就像定時炸彈一樣，隨時可能爆發出來。所以在手術後，它們只要再分裂幾次，就會長成 1 公分的腫瘤，這時候我們才能看到它們，這就是轉移。

這個推論就是輔助性治療的基礎。輔助性治療就是在手術後，給病人一些其他的治療方法，例如荷爾蒙藥物、化學藥物、標靶藥物或免疫藥物等等。這些治療方法的目的，就是要殺死那些隱藏在身體裡的微量轉移，防止它們再分裂長大。這樣才能提高病人的存活率和生活品質。

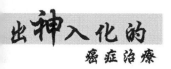

流行病學

1 健保資料庫

癌症發生資料工作時程　台灣的癌症登記資料庫始於1979年，為亞洲先驅！

| 2021 | 2022 | 2023 |

醫院登記2021年到院治療之癌友

醫院申報2021年資料

整併、處理、確認2021年資料

需等診斷確立才能收錄，整體作業花兩年時間！

國民健康署

　　流行病學是一門研究疾病發生和分佈的科學，它可以幫助我們瞭解癌症的危險因素和預防方法。每年年底，國民健康署會發表兩年前的癌症登記報告，這是一份很重要的文件，記錄了各種癌症的發生率、死亡率、存活率等等。為什麼要發表兩年前的報告呢？因為他們需要花一些時間來收集和分析資料，才能確保資料的正確性和完整性。

2　癌症時鐘

2021年平均每4分19秒 1人罹癌

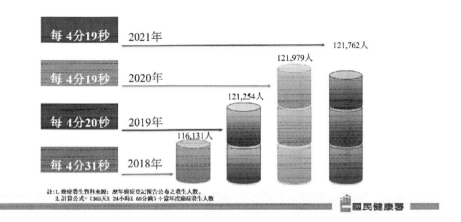

每 4分19秒　2021年　　　　　　　　　　　　　121,762人
每 4分19秒　2020年　　　　　　　　　　121,979人
每 4分20秒　2019年　　　　　121,254人
每 4分31秒　2018年　116,131人

註：1.癌症發生資料來源：歷年癌症登記報告公布之發生人數。
　　2.計算公式=（365天X 24小時X 60分鐘）÷當年度癌症發生人數

國民健康署

我們要瞭解癌症在台灣的發生情況，就要看一個叫做癌症時鐘的數據。癌症時鐘是一個顯示每隔多久就有一個新的癌症病例被診斷出來的計時器。這個數據是根據癌症登記報告所推估出來的，它可以反映出癌症的流行程度和趨勢。

根據最新的癌症時鐘，2021 年的癌症時鐘是 4 分 19 秒，也就是說每隔 4 分 19 秒，就有一個新的癌症病例被診斷出來。這個數字比 2018 年的 4 分 31 秒還要快，表示癌症的發生率越來越高。2021 年共有 121,762 人被診斷出癌症，這個數字比 2018 年的 116,131 人還要多。

這些數字讓人感到驚訝和擔憂，因為它意味著台灣的癌症人數越來越多，而且增長速度越來越快。如果跟出生人口做一個比較，就會更清楚地看到這個問題。根據內政部統計處的資料，2021 年台灣的出生人口只有 153,820 人，這是歷年來最低

的一個數字。也就是說，台灣每出生一個小孩，就有 0.79 個人得到癌症。這是一個很可怕的比例，它告訴我們，必須重視癌症的預防和治療。

3 終身罹癌率

根據世界衛生組織國際癌症研究機構（WHO IARC）的最新數據，2022 年有 2000 萬例新發癌症，近 1000 萬人死於癌症。世界衛生組織表示，全球癌症發病率呈上升趨勢，大約每 5 個人中就有一個人會在一生中患上癌症，每 10 人就有 1 人死於癌症。

那麼台灣的終身罹癌率是多少呢？根據台灣癌登中心成果報告，每 2 人就有 1 人終其一生罹患癌症，每 3 人就有 1 人因癌症過世，這些數字讓人感到驚訝和擔憂。

預防醫學

1 病因學

要想預防癌症，就要先瞭解它是怎麼發生的。一般來說，癌症的發生有兩種原因：先天的和後天的。

■ 先天的原因

先天的原因，就是指一些人從父母那裡遺傳了一些不正常的基因，這些基因會增加他們罹患癌症的風險。這種情況叫做生殖細胞突變（germline mutation）。這些人往往會在很

年輕的時候就發病，而且可能有家族史。例如，有些乳癌病人會有 BRCA1 或 BRCA2 基因的突變，這些基因本來是保護乳房細胞不變成癌細胞的，但是如果突變了，就會失去這個功能，反而讓乳房細胞更容易變成癌細胞。這種情況下，預防癌症比較困難，因為我們無法改變自己的基因。

■ 後天的原因

後天的原因，就是指一些人在生活中接觸了一些有害的物質或因素，這些物質或因素會損傷他們的細胞，使得細胞產生一些錯誤的基因。這種情況叫做體細胞突變（somatic mutation）。這些人通常會在中老年才發病，而且可能沒有家族史。例如，有些肺癌病人會因為吸菸、空氣污染等原因，導致他們的肺部細胞受到傷害，產生一些不正常的基因，這些基因會讓肺部細胞不斷地分裂，形成肺癌。這種情況下，預防癌症比較容易，因為我們可以改變自己的生活習慣。

如何判斷一個人是先天還是後天的原因得到癌症的呢？其實有一個很簡單的方法，就是看他們得到癌症的年齡。如果一個人在很年輕的時候就得了癌症，很可能是先天的原因；如果一個人在中老年才得了癌症，那麼很可能是後天的原因。當然，這只是一個大概的規律，並不是絕對的。

2 預防

如何預防癌症呢？可以從兩方面來做：

■ 先天的原因

對於先天的原因，我們可以通過基因檢測來瞭解自己是
否有某些高風險的基因突變。如果有的話，我們可以採取一
些措施來降低罹患癌症的機會，例如通過健康的生活方式來
降低罹患癌症的風險，定期做癌症篩檢、服用一些藥物、甚
至做一些預防性的手術。這些措施都需要跟醫生討論，看看
哪一種適合自己的情況。

■ 後天的原因

對於後天的原因，我們可以通過改善自己的生活習慣來
減少接觸有害的物質或因素。例如，不要吸菸、喝酒、嚼檳
榔等，多吃蔬果、少吃肉類、油炸等，多運動、減肥、保持
身體健康等。這些措施都可以幫助我們保護自己的細胞，防
止它們變成癌細胞。

所以我們可以說，癌症是可以預防的，但並不是百分之百
的。有些癌症是先天的，我們無法完全避免；有些癌症是後天
的，我們可以盡量避免。

癌症篩檢

1 早期發現的真相

但是有時候，預防癌症並不是那麼容易。我們希望能夠早點發現癌症，因為這樣就有更大的機會治好它。但是，癌症的發展過程很漫長，從一個細胞變成一公分大小的腫瘤，可能要花上十年以上的時間。所以，當我們發現癌症時，它已經存在很久，不算是真正的「早期」。

那麼，「早期發現」的意思是什麼呢？其實，它是指發現腫瘤時的疾病分期還沒有太嚴重，也就是腫瘤還沒有長得太大或轉移。因為一公分大小的腫瘤比十公分大小的腫瘤更容易治好，所以我們要盡量在一公分時就找到它。

2 健康檢查

那要怎麼做到「早期發現」呢？最好的方法就是定期花錢做全面的健康檢查。健康檢查通常包括了問診、理學檢查、血液、生化、及尿液和糞便檢查，並會根據個人情況安排適當的影像學檢查，如 X 光、電腦斷層、核磁共振、超音波等。雖然健康檢查的費用較高，但相較於疾病帶來的沉重代價而言，卻是一種更經濟實惠的投資。

3 免費癌症定期篩檢

如果你沒有錢或時間做全面的檢查，那你可以針對高風險的癌症做篩檢。高風險的癌症是指你有較大的機會得到癌症，

比如說你有抽菸、嚼檳榔、喝酒等不良習慣，或者你有家族史、年紀大等因素。

目前，國民健康署提供了五種免費的癌症定期篩檢服務，分別是口腔癌篩檢、乳癌篩檢、肺癌篩檢、大腸癌篩檢、和子宮頸癌篩檢。另外，鑑於 B 型肝炎和 C 型肝炎的帶原者是肝癌的高危險群，也提供終身一次肝炎篩檢。

篩檢項目	服務對象	方法	頻率
口腔癌篩檢	■ 30 歲以上有嚼檳榔（含已戒檳榔）或吸菸者 ■ 18 歲以上有嚼檳榔（含已戒檳榔）原住民	口腔黏膜檢查	每 2 年一次
乳癌篩檢	■ 45-69 歲女性 ■ 40-44 歲二等血親內曾罹患乳癌之女性	乳房 X 光攝影	每 2 年一次
肺癌篩檢	■ 具肺癌家族史： 50-74 歲男性或 45-74 歲女性，且其父母、子女或兄弟姊妹經診斷為肺癌之民眾 ■ 重度吸菸史： 50-74 歲吸菸史達 30 包-年以上，有意願戒菸或戒菸未達 15 年之重度吸菸者	低劑量電腦斷層	每 2 年一次
大腸癌篩檢	■ 50-74 歲民眾	糞便潛血檢查	每 2 年一次
子宮頸癌篩檢	■ 30 歲以上女性	子宮頸抹片檢查	每 3 年一次
肝炎篩檢	■ 45-79 歲民眾 ■ 40-79 歲原住民	BC 型肝炎篩檢	終身一次

症狀與徵象

1 常見的癌症表現

當腫瘤一天天長大，身體開始會慢慢產生症狀。如果你覺得身體有些地方不對勁，比如說：

■ 摸到硬塊

■ 不正常的出血或分泌物

■ 傷口或潰瘍不癒

■ 痣或疣的顏色、形狀或大小改變

■ 長期咳嗽或聲音沙啞

■ 吞嚥困難、消化不良

■ 排便習慣改變

■ 不明原因的疼痛

■ 不明原因的體重減輕

■ 不明原因的發燒或倦怠

■ 不明原因的……等等

那你可能要注意一下，這些都有可能是癌症的徵兆。

2 事不過三

當然，不是每一個症狀都代表你一定得了癌症，有時候也可能是其他原因造成的。我有個「**事不過三（三，指 3 個月）**」

的原則：如果是良性的原因，一般改善飲食和生活習慣都能快速改善症狀；如果是惡性的原因，隨著腫瘤倍增時間，可能在3個月左右持續惡化。所以如果你的症狀持續一兩個月都沒有改善，那就要小心一點，及早就醫。我記得多年以前，如果長期咳嗽不好，大家都會擔心是肺結核，現在反而是癌症更常見了。

確定診斷

1 病理檢查

如果你懷疑自己有癌症，一定要有病理檢查才能確定診斷，可以分為細胞學和組織學兩種。

■ 細胞學檢查

細胞學檢查是用細針抽取細胞樣本，然後在顯微鏡下觀察細胞的形態和變化。這種方法可以判斷是否有癌症，但不能確定癌症的類型和來源。

■ 組織學檢查

組織學檢查是用穿刺切片或手術方式切除一小塊組織樣本，然後在顯微鏡下觀察組織的結構和變化。這種方法可以更準確地分類和定位癌症。

2 免疫染色

免疫染色是一種組織學檢查的進階技術，可以用特殊的染料或抗體來標記癌細胞上的特定蛋白質或基因，從而區分不同

的癌症類型。例如，肺腺癌可使用 TTF-1 染色，乳腺癌可使用 ER／PR 染色，大腸癌可使用 CDX2 染色等。

3　基因檢測

有些癌症可以用更進階的方法來檢測，就是基因檢測。基因檢測可以找出癌細胞有哪些基因突變，這些基因突變可能會影響癌細胞的生長和分化。基因檢測可以幫助醫生選擇最適合你的治療方案。例如，有些肺癌有 EGFR 基因突變，就可以用 EGFR 抑制劑來治療。但是，基因檢測不能用來診斷癌症，因為不同的癌症可能有相同的基因突變。例如，乳癌和卵巢癌都可能有 BRCA1 或 BRCA2 基因突變。

在癌症診斷中，這些檢查方法扮演著關鍵的角色，提高了早期診斷的可能性，並為個性化治療奠定了基礎。

道生一：無癌 vs 有癌

1　0.1%的真相

有一部日劇叫做《99.9%不可能的翻案》，講述三位律師如何在極其不利的情況下，為了幫助被冤枉的人而奮鬥。在日本，刑事罪案的有罪判決率高達 99.9%，一旦被起訴，當事人就基本被確定為有罪。這部電視劇講述在這樣絕對不利的條件下，為了找出隱藏在剩下 0.1%的事實，律師們挑戰棘手案件的故事。

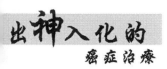

② 病理報告為何出錯

同樣地，癌症診斷也常常面臨著極具挑戰性的情況，需要我們不斷尋找可能性中的真相。癌症的診斷需要切片檢查，但是有了切片檢查也不一定能正確診斷，有時候切片檢查也會出錯，因為可能會有以下幾種情況：

■ 取出的組織或細胞太少或者不是癌症的部分，這會影響檢查的準確性。

■ 製作切片的品質不好，這會影響觀察的清晰度。

■ 病理科醫師的學問不夠，這會影響判斷的正確性。

■ 臨床醫師和病理科醫師之間的溝通不清楚，這會誤導報告的內容。

③ 6.2%的逆轉

美國德克薩斯大學安德森癌症中心（MD Anderson Cancer Center）發表的報告顯示，他們在 2011 年 9 月審查了大約 2700 個病例，發現有 25%的病例顯示原始病理學家的報告與他們病理學家的報告不一樣。其中 18.7%的病例改變診斷並不影響治療，但是另外 6.2%的報告會對治療產生重大影響。安德森癌症中心的病理學家認為他們最大的成就，就是「將診斷從惡性變為良性是最好的選擇，這讓我們覺得很爽（Changing the diagnosis from malignant to benign is the best call to make. This makes us feel really good）」。

這個 6.2%的數據著實讓我驚訝，病患的生命可能因為一張錯誤的報告而改變。所以我們不能夠盲目地相信病理報告，我

們要像那些律師一樣，去找出那 6.2% 令病患起死回生的證據，確認病理診斷是不是正確的。如果診斷從惡性變成良性，那就是最好的結果了，這會讓我們很開心。但是如果不是這樣，我們後續也要為病患選擇最適合的治療方法。

4　初步診斷為惡性

案例 1　誤診為乳癌

　　40 多歲女性，生完孩子後發現左側乳房有硬塊，於某大型醫療中心就醫。外科醫師觸診後安排乳房攝影、超音波檢查和細針抽吸檢查，病理報告初步診斷為「乳管癌」。外科醫師依據報告建議進行切片手術以確認診斷，但病患不放心，攜帶報告到另一家醫學中心尋求第二意見。

　　醫學中心的外科醫師問診後發現病患有家族癌症史，並再次進行觸診、超音波檢查，最後參考原始醫療中心的細針抽吸報告，仍然判斷為乳癌，建議病患盡快接受左側乳房切除手術。病患同意後，於一週內完成手術。然而，手術後的病理報告卻顯示只是「良性泌乳管腺瘤」，而非「乳癌」。病患感到震驚和憤怒，認為醫師誤診導致她失去了乳房，並提起訴訟。法院認為醫師的診斷過程有疏失，必須賠償婦人重建義乳的費用以及精神損害。但對於病患而言，再多的金錢也無法彌補失去乳房，也失去尊嚴的傷痛。

　　在這個案例中，病患在第一家醫院接受了細針抽吸檢查後，並沒有接受切片手術，而是選擇到第二家醫院徵詢第二意見。

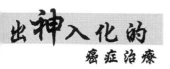

這是一種可以理解的選擇，因為乳癌的診斷和治療都是一個重大的決定，病患可能想要確認或比較不同醫院或醫師的意見，以便做出最佳的選擇。然而，這也可能帶來一些風險，例如延誤治療的時間，或是受到不一致或不正確的訊息的影響。

在這個案例中，第二家醫院的外科醫師並沒有重新進行切片檢查，而是直接依據原始醫院的報告，施行左側乳房切除手術。這是一種不嚴謹的做法，因為細針抽吸檢查的結果可能有誤差或變異，而且不同的病理醫師可能有不同的判讀和分類。因此，第二家醫院的外科醫師應該要重新進行切片檢查，或是要求原始醫院提供切片樣本，以便進行更詳細的病理檢查，才能確定是否需要進行乳房切除手術。這樣才能避免對病患造成不必要的傷害和損失。

≫心得：即使收到外院轉診資料，我們也應該審慎重新確認，
　　　　而不是僅僅依賴外院的報告進行治療。

案例 2　誤診為攝護腺癌

　　50 多歲男性，因健康檢查發現攝護腺特異抗原（PSA）過高，到某大型醫療中心進一步檢查，由專業的泌尿科醫師進行攝護腺切片檢查，病理報告顯示為攝護腺癌。病患為及早治療，選擇到海外接受根除性攝護腺全切除手術，手術後的病理報告卻顯示手術切除的組織內全無癌細胞，病患懷疑誤診，返國向原始醫療中心要求做檢體 DNA 比對，結果證實是檢體送檢流程出錯，他並未罹癌，罹癌檢體是另名病患的。病患控告醫療中心，認為醫院錯誤地切除了他的攝護腺，導致他出現了尿失禁和性功能障礙，必須依靠特定藥物來維持生活品質。

　　這是一個非常不幸的案例，反映了醫療疏失的嚴重後果，也反映了醫院的管理問題。檢體送檢流程應該要有嚴格的標準和規範，以確保檢體的品質和安全，並避免檢體的錯置或遺失。醫院應該要對這個案例進行嚴肅的調查和檢討，並採取必要的改善措施，以防止類似的事件再次發生，並保障病患的權益和安全。

≫心得：良性病灶誤診為惡性，會使病患接受不必要的治療。

案例 3　誤診為肺癌

　　20 多歲男性，醫療工作者，員工例行性胸部 X 光意外發現肺部小結節。安排電腦斷層導引穿刺切片，病理報告為非小細胞肺癌。醫療團隊都非常驚恐和難過。腫瘤科醫師要求病理科重新審查切片（review pathology），看看是否有誤診的可能。病理科重新判讀後說：「絕非善類」。

　　既然確認診斷，醫療團隊只好按常規程序進行疾病分期。幸運的是，沒有淋巴轉移和遠處轉移，立即會診胸腔外科施行肺葉切除。手術後，又把切除下來的組織送去病理科檢查，卻得到了一個完全不同的病理報告：肺結核，所有人都傻眼了。腫瘤科醫師再次提交病理討論會，病理科醫師仍堅持最初的病理報告為非小細胞肺癌無誤，所有人無言……。

　　這是一個罕見的肺癌與肺結核的誤診案例，反映了臨床上診斷肺癌的困難和挑戰。穿刺切片是一種利用細針或粗針穿刺

肺部病灶,並抽取組織樣本送往病理檢查的方式,可以確認病
灶的性質和分型。然而,穿刺切片也有其限制,例如抽取的組
織數量不足或不代表性,或是病理判讀的主觀性和困難性等。

≫心得:沒有百分之百的準確,即使在醫學診斷中,也存在著
　　　　一定的不確定性和例外情況。

案例 4　誤診為惡性軟組織肉瘤

　　30 多歲女性,左前臂有一個軟組織腫塊,在某醫療
中心診斷為惡性軟組織肉瘤。接受手術切除腫塊後,轉
介到本院,希望提供輔助性化療來防止癌細胞復發或轉
移。軟組織肉瘤並不常見,有很多亞型,絕大多數的亞
型是對電療敏感,對化療有抗性。當下我先透過院際合
作,調閱病患的原始玻片(review pathology),我想如果
鑑定病理亞型,或許病患只需要輔助性電療,根本不需
要輔助性化療。

　　調閱玻片需要 2 個星期的工作天,當本院病理科醫
師重新檢查他的原始切片時,發現他的原始診斷是錯的。
他其實沒有癌症,而是有一種叫做「結節性筋膜炎
(nodular fasciitis)」的良性軟組織腫瘤。這種腫瘤通常
發生在受傷後 2-3 週內,可能和傷口癒合有關。這種腫
瘤不會轉移或侵入其他組織,也不會危及生命。跟病理
科醫師再三確認之後,我告訴病患他沒有癌症,不必再
治療。

　　在本案例中,外院的病理診斷為惡性軟組織肉瘤,但未提
供具體的亞型,這可能是由於病理科醫師對於這類疾病的熟悉

度不足，或是切片檢查的品質不佳，或是缺乏免疫組織化學染色或分子檢測等輔助診斷的手段。這導致病患接受了不必要的手術切除，並且可能面臨輔助性化療的風險。

幸好，本院的病理科醫師及時發現了外院的誤診，並且重新檢查原始切片，發現病患實際上患有結節性筋膜炎，這是一種良性的軟組織腫瘤，與惡性軟組織肉瘤有很大的差別。對於任何懷疑為惡性軟組織肉瘤的病例，都應該儘早轉介至有專業團隊的醫院進行詳細的評估和治療，以確保病患的權益和安全。

≫心得：一定要學會調閱病患原始玻片（review pathology）的保命動作。

5　初步診斷為良性

案例 5　誤診為良性腫瘤

10多歲男孩，左大腿出現一個無痛性腫塊，持續了一段時間。他在某醫學中心接受手術切除腫塊，大小約 3 公分，經病理報告診斷為骨化性肌炎（myositis ossificans），被告知這是良性腫瘤，只需要定期追蹤。

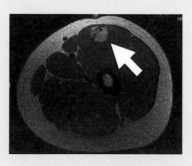

說明：MRI 顯示左大腿有一個腫塊大小約 3 公分

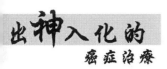

然而，在手術後兩年的追蹤期間，他發現腫塊再次增大，但未引起醫師的足夠關注。他尋求了另一家醫學中心的診治，核磁共振顯示腫塊已達 18 公分。這次手術後的病理報告顯示為惡性骨化性纖維黏液樣腫瘤（malignant ossifying fibromyxoid tumor）。隨後進行了正子造影，發現全身存在骨轉移。醫療團隊將疾病進行分期，發現已進展至第四期。儘管接受了化療，但效果不佳，一年後不幸離世。

大多數的臨床醫師都很信任病理科的診斷，然而，如果病理診斷不符合臨床病程，臨床醫師就要有警覺心。這個案例中的外科醫師沒有警覺到良性腫瘤居然在短期間就長回來，不符合良性腫瘤的表現，錯失了治療的先機。

≫心得：惡性病灶誤診為良性，會使病患接受不足的治療。

6 無罪推定原則

從事這個行業已經有 30 多年了。在這期間，我見過各種各樣的病例，有些令人欣喜，有些令人心酸，有些令人震驚。但是，我最不願意看到的，就是誤診癌症的情況。

誤診癌症不僅會給病人帶來無謂的痛苦和恐慌，還會浪費醫療資源和時間，甚至可能錯過治療其他疾病的機會。因此，我一直堅持一個原則：「**做學問要在不疑處有疑**」。這句話出自胡適先生，他認為，在學術上要保持懷疑的態度，不要盲目接受既定的觀念或權威的說法。

　　這個原則也符合《道德經》「道生一」的觀點。「道」是萬物的本源和規律，「一」是萬物的起始和分化。在醫學上，「道」就是生命的本質和原理，「一」就是健康和疾病的區別。

　　我把這個原則奉為座右銘，並且運用到我的臨床工作中。每當我收到院內會診或是院外轉診的癌症診斷報告時，我都不會盲目接受，而是重新審視所有的臨床資料和檢驗結果，並且盡可能地做更多的檢查和驗證。我知道這樣做可能會花費更多的精力和時間，也可能會讓院內的同仁或是院外的同行感到不快或不信任，但這是對病人負責的態度。

　　我們看法律劇都知道無罪推定原則：「**如果你不能證明他有罪，你必須判他沒罪**」。當員警抓到嫌疑犯，檢察官要起訴一個嫌疑犯是很容易，但是因為證據不足要將嫌疑犯不起訴處分，卻要有更大的勇氣。當外院病理報告診斷病患有癌症時，直接對病人進行手術或化療是相對容易的；但是要對別人的診斷提出質疑，並告知病患「你沒有病」，則需要更多的勇氣和證據支持。面對癌症診斷時，務必保持冷靜，不要盲目相信他人的報告，而是自行核實和驗證。要記住胡適先生和老子先生的話：「做學問要在不疑處有疑」，「道生一」。這樣才能避免誤診癌症，保護病人的權益和健康。

一生二：無轉移（M0）vs 有轉移（M1）

1　天堂 vs 地獄

　　「道生一」是確定有沒有癌症。確定癌症以後，接著要評估癌細胞的擴散程度，稱為疾病分期。不同的癌症有不同的分期系統，一般都包括以下四個要素：原發腫瘤的大小和位置

（T），區域淋巴結是否受侵犯（N），是否有遠處轉移（M），以及整體的分期分組（Stage）。確定分期的目的就是為了確定治療策略，道德經說「一生二」，就是要確定無轉移（M0）或是有轉移（M1）這兩種截然不同的情況，是生與死、天堂與地獄的差別。

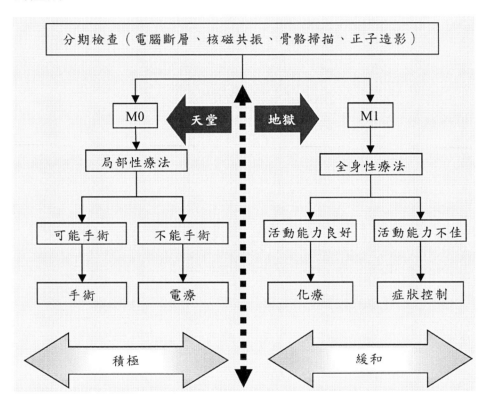

事實上，臨床上在選擇治療方針時，最重要的就是看病人有沒有遠處轉移（M0／M1），所以疾病分期所做的全身淋巴檢查、胸部 X 光、肝臟超音波、電腦斷層、核磁共振、骨骼掃描，甚至正子造影等等，根本的目的都只在於決定病人到底有沒有遠處轉移。只要沒有遠處轉移（M0），即使局部病灶很大很大，還是可以手術配合放射線治療甚至是化學治療，朝著治癒的目

標前進;相反地,只要有任何一個的地方診斷為遠處轉移(M1),即使局部病灶很小很小,也只能將治療目標放在緩解症狀的消極作法。

然而,凡事均有例外。有三種情況是 **M1** 疾病,但是必須當成 **M0** 疾病積極治療。

- 大腸直腸癌肝轉移

- 惡性肉瘤肺轉移

- 原發位不明癌的單一轉移病灶

案例6 大腸直腸癌肝轉移的治癒性治療

70 多歲男性,4 年多以前因為第一期乙狀結腸癌(pT1N0M0),在某醫療中心接受低前位切除手術。此次因為進行性吞嚥困難來本院求治,胃鏡檢查發現下咽腫瘤,施行切片檢查,病理報告為鱗狀細胞癌。正子造影發現下咽腫瘤、右頸淋巴轉移,和 5 公分左肝葉轉移,依照正子造影的分期結果為下咽癌,TxN2M1。

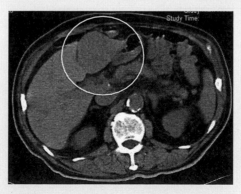

說明:正子造影顯示 5 公分左肝葉轉移

出神入化的
癌症治療

　　當你看到這裡，你會不會直接診斷為下咽癌，分期為cTxN2M1，直接給予緩和性化療加上標靶療法？這麼做的話，就不配當一名腫瘤科醫師。核子醫學科的醫師只能根據正子造影的影像忠實地寫出報告，他不知道病人有乙狀結腸癌的病史，所以他看到肝腫瘤就認定為肝轉移。而臨床醫師必須綜合過去病史和臨床表現，區別這個肝轉移是從何而來。

■ 如果肝轉移來自下咽癌，當然直接給予緩和性化療；

■ 萬一肝轉移來自乙狀結腸癌，下咽癌只是局部性疾病，可以同步化電療；而乙狀結腸癌的肝轉移也可以手術切除，雖然是雙重癌症，積極處理仍有治癒的機會。

　　我向家屬說明我的想法，建議施行電腦斷層導引切片檢查。好不容易勸病人接受肝臟切片檢查，結果病理報告卻是陰性（negative for malignancy），我當場傻眼。病人已經 70 多歲，肝臟切片檢查又是侵襲性的手段，病人也拒絕馬上再做一次。我只好先治療下咽癌，安排放射線療法同時加上 cetuximab。

　　3 個月以後我又安排一次電腦斷層重新評估腫瘤狀態，下咽癌和頸部淋巴已經完全消失，沒有其它新的病灶，但左肝葉轉移由 5 公分增大為 6.6 公分。

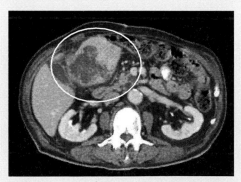

說明：電腦斷層顯示左肝葉轉移由 5 公分增大為 6.6 公分

　　我有點納悶，照理說 cetuximab 對下咽癌和乙狀結腸癌都具有活性，不管肝轉移從何而來，就算不會縮小也不應該大得這麼快，難道另有隱情？我先驗 CEA 和 AFP 都在正常值，只好建議再次施行電腦斷層導引切片檢查。結果病理報告令我意外，居然是肝細胞癌（hepatocellular carcinoma），這老人家得了第三個癌症。在局部性肝癌的診斷下，會診一般外科施行部分肝切除手術。

　　當你看到這裡，你有沒有拍案叫絕？你可以看出「醫匠」和「醫師」的差別。如果會診外科就施行開刀，會診電療科就安排電療，會診腫瘤科就給予化療，那就是「醫匠」罷了；真正的「醫師」是要為病人尋找任何可能治癒的機會。從頭到尾我沒有給患者任何化療，而是抽絲剝繭地釐清每一個病灶的相關性，然後轉診相關科別的醫師給予最適當的治療。如果你只是不求甚解的「醫匠」，看到正子造影的分期為 cTxN2M1，就直接給予緩和性化療，怎麼可能幫病人找出三個都是「可治癒的」局部性癌症。

≫心得：原發性肝癌或是肝轉移，是 M0 或是 M1 的天壤之別。

案例 7　惡性肉瘤肺轉移的治癒性治療

　　40 多歲男性，無基礎疾病，平時生活正常，發現右膝外側疼痛持續數個月。儘管接受了止痛藥和復健治療，但症狀持續惡化，並伴有局部紅腫、發熱、關節活動受限和行走困難。病患先到當地外科醫院就診，MRI 檢查發現右

股骨遠端腫瘤，於是轉介到本院骨科門診進一步評估和治療。膝關節 X 光顯示右股骨遠端外後部有骨皮質破壞並有局部軟組織腫塊，符合骨惡性腫瘤的表現。骨科施行開放式切片，病理報告顯毛細血管擴張性骨肉瘤（telangiectatic osteosarcoma），並有軟組織侵犯。胸部電腦斷層未見肺部異常陰影，骨掃描未見明確遠處骨轉移，臨床分期為 cT2N0M0。我先給予兩個療程的前導性化療（doxorubicin + cisplatin），隨後接受右股骨腫瘤廣泛切除術，病理報告顯示完全反應（complete response）。手術後再接受四個療程的輔助性化療，然後定期追蹤。

　　追蹤三年半後，常規胸部 X 光發現右上肺有圓形結節性病灶。胸部電腦斷層確認右上肺有兩個結節，分別為 1.6 公分和 0.3 公分，高度懷疑為肺轉移瘤。胸腔外科施行胸腔鏡下右上肺部分切除術，病理證實為肺轉移病灶。病患拒絕接受輔助性化療。

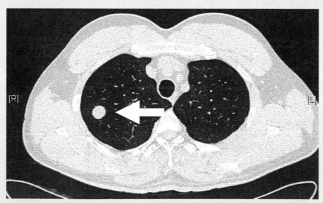

說明：胸部電腦斷層顯示右上肺有 1.6 公分結節

又追蹤五年半後，常規胸部 X 光未見異常，但是常規胸部電腦斷層發現左上肺有 0.5 公分的結節，同樣懷疑為肺轉移瘤。胸腔外科施行胸腔鏡下左上肺楔形切除術，病理再次證實為肺轉移病灶。患者仍拒絕接受輔助性化療。

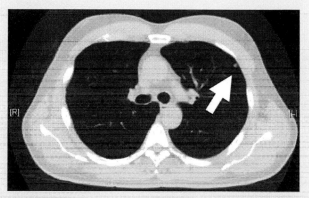

說明：胸部電腦斷層顯示左上肺有 0.5 公分結節

追蹤至今已近 60 歲，患者尚無復發現象，生活狀況良好。

本案例中，病人在接受原發病灶切除和化學治療後，出現了兩次肺轉移，分別在右上肺和左上肺。病人符合手術切除肉瘤肺轉移病灶的條件，因此採取了胸腔鏡手術，分別切除了右上肺和左上肺的轉移病灶。病人拒絕接受輔助性化療，但仍然沒有再復發，生活狀況良好。這個案例顯示了手術切除肉瘤肺轉移病灶的治癒性效果。

≫心得：惡性肉瘤併發肺轉移，只要手術可以完全切除，必須當成 M0 治療。

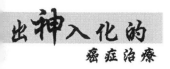

案例 8　原發位不明癌單一轉移病灶的治癒性治療

　　40 多歲男性，因複視及左眼無法往左看來眼科求治。眼窩電腦斷層和核磁共振顯示有一個 2.2 公分腫瘤侵犯左側海綿竇病灶合併左側外直肌萎縮，腦神經外科施行顱底腫瘤切除手術，病理報告為轉移性上皮癌（metastatic carcinoma）。

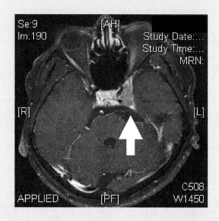

說明：一個 2.2 公分腫瘤侵犯左側海綿竇

　　除了內科常規檢查以外，另外安排胸腹部電腦斷層、骨骼掃描、血清 PSA/AFP/CEA，以排除常見的原發部位，如肺、胰臟、大腸、攝護腺、肝臟、生殖細胞等。上述檢查報告均無異常，診斷為原發位不明癌，然後轉診腫瘤科。我將所有檢查重新審視一遍，確實沒有可疑的原發性病灶，判定為原發位不明癌併發單一腦轉移，病理分期 pTxN0M1。我將此單一腦轉移當成原發腫瘤，給予局部根治性放射線照射。電療後不再給予化療，因為化療對於原發位不明癌的效果不確定，且可能增加毒性和副作用。

　　追蹤超過 10 年，局部腦轉移未再復發，也未見其他原發病灶出現。

　　偶而，原發位不明癌會以單一轉移病灶來表現，而且在詳細檢查後仍然找不到可疑原發位，**就將該轉移當成原發腫瘤**，根據腫瘤侵犯的位置接受治癒性的局部性治療，包括手術切除、放射線治療，或兩者都給。

≫心得：單一轉移病灶的原發位不明癌可以當成原發腫瘤，給予積極的局部性治療。

案例 9　轉移性攝護腺癌加上原發位不明癌單一轉移病灶

　　60 多歲男性，因下背痛數年到骨科求治。胸部 X 光顯示雙側上肺有結節。骨盆 X 光顯示雙側下恥骨支破壞（destruction of bil. inferior pubic rami），疑惡性腫瘤。安排電腦斷層導引下右側恥骨穿刺切片，病理報告為轉移性腺癌（adenocarcinoma, metastatic）。全身電腦斷層提示攝護腺癌伴隨肺轉移和骨盆腔骨轉移。PSA 數值 345.30 ng/mL。對骨頭切片施行 PSA 免疫組織化學染色呈陽性，最後診斷為攝護腺癌伴隨肺轉移和骨盆腔骨轉移。我給予 leuprorelin acetate 加上 bicalutamide，並對骨轉移安排緩和性電療 45 Gy/15fx。兩個月後 PSA 數值下降到 2.74 ng/mL。

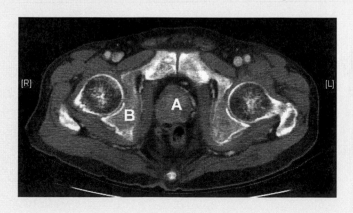

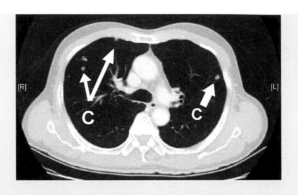

說明：電腦斷層提示攝護腺癌（A）伴隨骨盆腔骨轉移
　　　（B）和肺轉移（C）

　　數年後，主訴近幾個月來行走困難且有頑固性腰痛。
骨盆核磁共振顯示 L4-S1 骨轉移。放射腫瘤科認為是疾病
惡化，計畫直接放射線照射骨轉移。

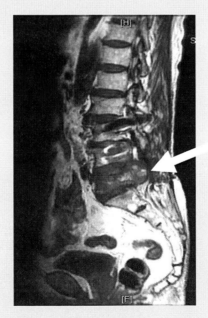

說明：核磁共振顯示 L4-S1 骨轉移

我則覺得納悶，當時 PSA 數值＜0.008 ng/mL，怎麼看都不像是惡化。我又安排全身電腦斷層，只看到腰椎和骨盆帶轉移，沒有其他的可疑病灶。我要求神經外科安排組織學確認，神經外科施行開放性切片檢查，病理報告為鱗狀細胞癌（squamous cell carcinoma, metastatic）。我會診耳鼻喉科、安排胃鏡、正子造影，均無發現可疑的原發病灶。最後我診斷為原發位不明鱗狀細胞癌伴隨單一轉移病灶，對骨轉移安排緩和性電療 40 Gy/10fx。

目前病患已 80 多歲，不論是攝護腺癌或是原發位不明癌均無惡化現象。

　　這是一個罕見的病例，病患同時有兩種不同的癌症，一個是轉移性攝護腺癌，另一個是原發位不明癌。第一次發病時，轉移性攝護腺癌的診斷是明確的，因為 PSA 數值高、骨頭切片呈 PSA 陽性，且經過荷爾蒙治療後 PSA 數值下降。問題是第二次發病時，骨盆核磁共振顯示 L4-S1 骨轉移，但 PSA 數值卻非常低，這與攝護腺癌惡化的情況不符。放射腫瘤科沒有考慮到這一點，就直接認定是攝護腺癌惡化，打算直接放射線照射骨轉移，這是不妥的。我堅持組織學確認，發現骨轉移的病理是鱗狀細胞癌，而非腺癌，這說明這個骨轉移是另一個原發位不明癌的轉移，而非攝護腺癌的轉移。

　　你可能會問，這有什麼差別，反正都是骨轉移，治療方式不都一樣嗎？這樣的想法是錯誤的。身為醫師，如果不瞭解每個病灶的來源和性質，不可能給予病患最適當的治療。假設你認為是攝護腺癌惡化，那你可能會給予第二線化療或標靶治療，但這些治療對於原發位不明癌的轉移是沒有效果的，反而會增加病患的副作用和負擔。而我認為是原發位不明癌伴隨單一轉

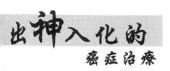

移病灶，只需要對對骨轉移安排緩和性電療，不需要更動原本攝護腺癌的治療。

　　這個案例顯示了醫師在診斷和治療癌症時，必須要有豐富的臨床經驗和敏銳的觀察力，不能僅僅依賴影像學檢查的結果，而忽略了其他的線索。攝護腺癌和鱗狀細胞癌是兩種不同的癌症，它們的鑑別診斷和治療方法也不同。如果沒有及時發現鱗狀細胞癌的轉移，而錯誤地認為是攝護腺癌惡化，那麼就會給予不適當的治療，對病患的預後和生活品質都會有不良的影響。因此，身為醫師，如果不瞭解每個病灶的來龍去脈，不可能給予病患最好的治療。

≫心得：大腸直腸癌肝轉移、惡性肉瘤肺轉移、和單一轉移病
　　　　灶必須接受治癒性治療。

2　有期徒刑 vs 死刑

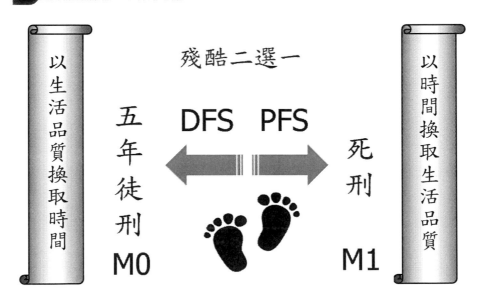

在腫瘤學中，我們常使用一個詞彙來形容這個現象，那就是「生死線」。這個「生死線」在腫瘤科中才有，其他領域並不常見。這是因為，在其他領域，比如中風、糖尿病、高血壓、心臟病、肝硬化、或者甚至是植物人，都被歸類為 M0。在這種情況下，即使是植物人，也有可能活到 100 歲。

但是，在腫瘤科中，我們卻有 M0 和 M1 這兩種情況。M0 意味著病人獲得了 5 年的有期徒刑或緩刑，如果在這 5 年中沒有復發，那麼他們就有機會活到 100 歲；當然，前提是沒有出現復發或者罹患第二個癌症。相反，一旦被診斷為 M1，就像是當場被判了死刑一樣。也許有人會說，很多 M1 患者依然過著正常的生活，這是事實。但無論如何，這樣的判決依然存在，只是沒有立即執行而已。為什麼會這樣呢？就好比許多死刑犯通過各種法律程序來推遲刑罰執行一樣，比如申請司法院大法官解釋、要求再審，或者提出特別上訴。即便如此，他們依然生活在隨時面臨死亡的恐懼之中。在腫瘤科中，我們使用化療、標靶治療和免疫治療等方法來延緩病情惡化，就像是推遲死刑執行一樣，但病人仍然身處於死亡的威脅之中。

3　無病存活 vs 無惡化存活

腫瘤學有一個很重要評估療效的指標，就是無病存活（disease free survival, DFS）和無惡化存活（progression free survival, PFS）。從字面上來看，「無病」就是治癒後完全沒病，「無惡化」就是有病卻沒惡化。

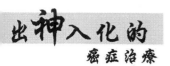
出神入化的
癌症治療

無病存活（DFS）	
定義	病人在治療後存活且沒有任何疾病復發或出現的情況（A patient survives with no sign of disease）。
意義	指的是 M0 疾病的患者，經過手術完全切除腫瘤後，只要沒有復發或罹患第二個癌症，便可終身沒有病灶存在。
無惡化存活（PFS）	
定義	病人在治療後存活，疾病仍然存在，只是沒有出現惡化（A patient survives without disease getting worse）。
意義	這就是指 M1 疾病的患者，即使腫瘤達到完全反應，影像上腫瘤完全消失，只能表示他們沒有臨床上看得到的腫瘤（1 公分，影像學偵測的極限），可能仍存在微小的殘留癌細胞（譬如 10^8 或是 10^7 細胞）。

在醫學上，DFS 才是治癒，終身沒病；PFS 終身有病，只是沒有惡化，類似於死刑犯的判決被暫緩執行。你說這有什麼根據？很簡單，在台灣，癌症患者都可以申請重大傷病卡。一位 DFS 的患者，治療後追蹤五年，就不得再次申請，除非再次罹患疾病。相反地，一位 PFS 的患者，即使臨床上沒有疾病發作，也可以每隔五年換發重大傷病卡，因為醫學上認定他疾病持續存在，需要長期追蹤。

案例 10　臨床分期疑似肺轉移

60 多歲女性，因左大腿腫塊求治，骨科安排手術切除，病理報告為未分化肉瘤（undifferentiated sarcoma），pT3N0，

手術邊緣陽性。安排手術後電療增加局部控制，並同時會診腫瘤科。

　　我先安排胸部電腦斷層以排除肺轉移，結果斷層發現左上肺單一結節，大小約 1 公分，疑似肺轉移。考慮到肉瘤可能併發肺轉移，可以安排轉移瘤切除術。胸腔外科施行胸腔鏡手術，病理報告：軟骨缺陷瘤（chondroid hamartoma），是一種良性瘤。最後分期為 pT3N0M0。手術後數年仍無復發。

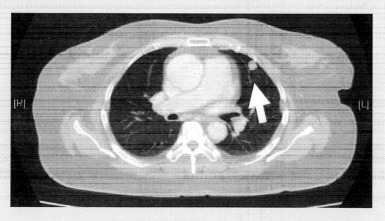

說明：左上肺單一結節大小約 1 公分，疑似肺轉移

　　該顆位於左上肺的結節在影像上呈現出非常典型的圓形特徵，真的很像肺轉移。如果不是因為肉瘤併發肺轉移的患者必須接受轉移瘤切除術，我們可能會把病患直接當成肺轉移來治療，直接給予化療，那就不可能治癒了。

≫心得：單一肺轉移病灶，要小心鑑別診斷。

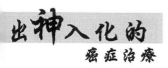

案例 11　臨床分期疑似肝轉移

　　70 多歲男性，因進行性吞嚥困難求治，胃鏡發現食道下段腫瘤。施行切片檢查，病理報告確診為鱗狀細胞癌。電腦斷層顯示氣管侵犯，同時有左肝腫瘤，疑似肝轉移，臨床分期為 cT4bN1M1。

　　我們同時安排正子造影，然而正子造影顯示肝腫瘤外緣呈現代謝活動（攝取）增加，有肝癌的可能性，不一定是肝轉移。於是安排肝臟穿刺切片，病理報告確診為肝細胞癌。

　　最後診斷為同時性雙重癌症：

■ 第一個癌症：食道癌，cT4bN1M0。

■ 第二個癌症：肝細胞癌，cT3N0M0。

　　儘管存在雙重癌症，但由於兩者皆為局部晚期，因此對於雙重癌症我們分別採取局部治療，相較於將肝腫瘤誤判為食道癌轉移，這樣的治療效果更為積極。

≫心得：單一肝轉移病灶，要小心鑑別診斷，可能是肝細胞癌，
　　　　可以積極治癒。

4　生活品質 vs 時間

　　時間和生活品質是癌症治療中兩個重要的因素。時間指的是癌症治療能夠延長或縮短患者的存活期或無復發期。生活品質指的是癌症治療對患者的身體、心理、社會和靈性等方面的

影響。不同的治療方法和手段對時間和生活品質都有不同的影響，需要根據具體情況進行權衡和選擇。

我一直堅持一個原則：「**對於 M0 患者，以生活品質換取時間；對於 M1 患者，以時間換取生活品質**」，這是兩個極端不同的處理原則。對於 M0 患者來說，存在治癒的可能性，你可能活到 100 歲，所以你要用生活品質去換取時間。拿什麼生活品質去換？切肝、切肺、切大腸、切乳房、切腦造成癱瘓、截肢造成殘廢……。為什麼要用生活品質去換？因為你可以活到 100 歲，不犧牲就無法治癒，這是不得已的選擇。

然而，對於 M1 患者，是以時間換生活品質。因為 M1 不可能治癒，這是目前醫學上的限制。不能治癒的話，我們會以生活品質為主，延長存活時間為次。假設病人體能狀態很好，當然可以給予化學治療、標靶治療、免疫治療等等，或許可以延長存活；但是如果病患幾乎臥床，給予化學治療常常造成骨髓抑制，甚至併發敗血症，我會建議病患接受安寧療護，讓癌末患者平靜地走完最後的日子。

在治療過程中，我們必須不斷地權衡時間和生活品質，以確保病患得到最適切的照護和治療。

5 長期追蹤

當一位 M0 病人的治療結束後，後續的追蹤工作可能會是漫長的。我們常常提到癌症的「5 年存活率」，就好像被判了 5 年有期徒刑一樣，至少需要追蹤 5 年，而在這期間若沒有復發才能算作治癒。然而，治療結束後病人可能出現的問題並非都與原來的癌症有關，有時可能是治療的後遺症，也可能是其他內科或外科的問題，甚至可能是發生了第二個癌症。

　　這讓我們再次回到「道生一、一生二」的本質。當病患在追蹤期間出現任何異常情況時，我們必須仔細判斷是復發還是其他良性原因。我們不能僅僅因為病患有過癌症病史就直接斷定是復發，這就是「道生一」。即使確認了復發，下一步仍然是重新進行分期，以區分是否為局部復發（M0）還是遠處轉移（M1）。因為對於局部復發而言，仍然存在治癒的機會，需要依賴我們的專業判斷才能做出準確的診斷，這就是「一生二」。

案例 12　　追蹤期間疑似左肩軟組織轉移

　　40 多歲女性，健康檢查發現右肺腫瘤，求診胸腔科。切片檢查為肺腺癌，疾病分期為 IIIB 期。IIIB 期不適合手術切除，醫師給予同步化電療，影像追蹤顯示腫瘤完全消失。

　　1 年半左右，胸腔科安排正子造影例行追蹤，不料正子造影顯示局部復發，伴有右肺門淋巴結侵犯和左肩軟組織轉移，影像分期 rcTxN1M1b。核磁共振顯示在三角肌和岡下肌之間發現肌內梭形結節，大小 1.3 公分。胸腔科醫師安排基因檢查，顯示 ALK 基因突變，開始給予 alectinib 治療。

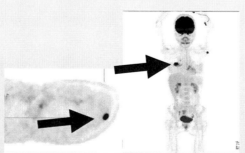

說明：正子造影顯示右肺門腫塊上的復發／殘餘肺癌，伴有右肺門淋巴結侵犯和左肩胛區軟組織轉移

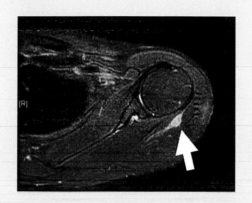

說明：在三角肌和岡下肌之間發現肌內梭形結節，大小 1.3
　　　公分

　　這看似簡單的臨床過程，在我眼中卻是不合常理。為
何？雖然肺癌常常會發生多處轉移，但是病患只在左肩軟
組織出現單一轉移，這是很罕見的臨床表現。我建議病患
接受穿刺切片，病理報告呈現陰性(negative for malignancy)。
正子造影明明有明顯腫瘤，切片卻是陰性，顯然是取樣不
適當所致。我建議病患接受第二次穿刺切片，病理報告為
梭形細胞腫瘤(spindle cell tumor)。

　　「spindle cell tumor」的意思就是病理科無法分辨是良
性還是惡性。怎麼辦？安排第三次穿刺切片嗎？我擔心再
次穿刺切片又失敗，建議骨科醫師直接手術切除，病理報
告：結節性筋膜炎(nodular fasciitis)，這意味著患者的左肩
軟組織並未發生轉移。

　　這個案例顯示了影像學和病理學之間的差異，以及對於不
尋常的臨床表現的警覺性。病患的左肩軟組織病變最初被誤認

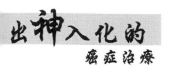

為是轉移性肺癌，但經過多次的穿刺切片和手術切除，才確定是一種良性的結節性筋膜炎。這對病患的預後有很大的影響，因為她只有局部復發的肺癌（rcM0），而不是遠處轉移的肺癌（rcM1）。這也提醒我們，在面對不符合常規的影像學發現時，要保持懷疑的態度，並嘗試用其他的方法來驗證，以免錯過正確的診斷和治療。

≫心得：了解疾病的臨床病程才能做出正確的鑑別診斷。不要看到黑影就開槍。

案例 13　追蹤期間疑似肝轉移

　　40 多歲乳癌病患，4 年前接受乳房切除和輔助性化療，因外科醫師沒有繼續安排長期追蹤，就失去聯絡。4 年後，病人突然心血來潮，回外科醫師的門診，該醫師也臨時起意安排肝臟超音波檢查，竟意外發現一顆肝臟腫瘤，該醫師立即告訴病患只能再活半年，於是轉診腫瘤科安排化療。

　　我們很仔細地評估病患腫瘤復發的範圍，包括胸部 X 光、腹部電腦斷層、骨頭掃描、腫瘤標記（CEA、CA 15.3）等等，卻找不到其它的復發病灶。乳癌併發肝轉移本來是很常見的事，但手術 4 年後只在肝臟復發實在罕見。在無法辨別它是肝轉移或是其它如血管瘤的良性病灶下，建議病人直接剖腹探查並接受肝腫瘤切除，結果病理報告是血管瘤，我們告知病人沒有復發，不必接受化療。

　　在這個病例中，病人的肝臟腫瘤最初被誤認為是轉移性乳癌，但經過手術切除，確定是一種良性的血管瘤。這對病人的

治療和預後有很大的影響，因為她根本沒有乳癌復發。如果我們沒有警覺，認同外科醫師的看法，當她是轉移性疾病，直接給予化學治療，不就害了病人嗎？這也提醒我們，在面對不符合常規的影像學發現時，要保持懷疑的態度，並嘗試用其他的方法來驗證，以免錯過正確的診斷和治療。

≫心得：單一肝轉移病灶，要小心鑑別診斷，可能是良性病灶，根本沒病。

案例 14　追蹤期間疑似肋膜轉移

　　50 多歲男性，診斷為舌鱗狀細胞癌，pT1N1M0，接受手術切除及手術後同步化電療。2 年後，例行胸部 X 光發現右上肺陰影，電腦斷層懷疑肋膜轉移。

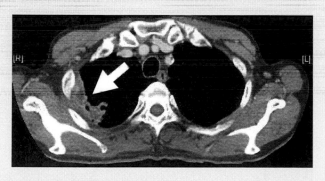

說明：電腦斷層懷疑肋膜轉移

　　這看似簡單的臨床過程，在我眼中卻是不合常理。首先，發病時為 pT1N1，治癒率相當高，2 年就復發稍嫌快了些。其次，電腦斷層不是常見的肺實質結節，而是較不常見的肋膜陰影。我立即安排電腦斷層導引穿刺切片，病理報告顯示為肺結核。

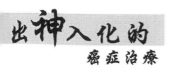

　　這是一個容易誤診的案例,因為肺結核和肺癌/肺轉移的影像表現有時很難區分,尤其是在肺結核高盛行的地區,如台灣。雖然我不是影像學專家,但是不尋常的臨床病程讓我懷疑報告的準確性,才會及時安排切片檢查,發現病人實際上是罹患肺結核,而非肺轉移,這對於病人的治療和預後有很大的影響。

≫心得：面對非典型的臨床病程或是非典型的影像結果時,要
　　　　時時保持懷疑,採用多種方法驗證,以免誤診或誤治。

6　兩害相權取其輕

為學日益，為道日損《道德經》第四十八章

■ 「為學日益，為道日損」在醫學中的應用

　　《道德經》中提到「為學日益，為道日損」。這句話對於我們的啟示是什麼呢？「為學日益」,意味著我們應該不斷地吸收新知識和資訊,更新我們的觀念和理論,以跟上時代的變化和發展。我們不應該因為擁有一定的學歷和資歷就自以為是,而是要持續閱讀最新的文獻和指南,參加各種學術活動和培訓,與同行交流和討論,以提升自己的專業水平。

　　「為道日損」,意味著我們應該消除一切多餘和無用的東西,保持清晰和簡潔的思路和方法,遵循科學和實證的原則,不受偏見和成見的影響。我們不應該因為某些東西看起來很龐雜就覺得它很有價值或權威。我們應該以理性和批判的眼光區分真假和優劣,不盲目接受或拒絕任何東西。

■ AJCC 腫瘤分期手冊的演變

版本	出版年份	頁數
第一版	1977	174
第二版	1983	243
第三版	1988	282
第四版	1992	280
第五版	1997	294
第六版	2002	406
第七版	2010	628
第八版	2017	1000
第九版	2021-2024（持續更新）	不詳

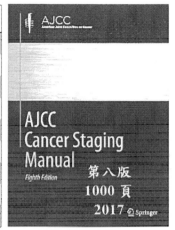

說明：AJCC 個別版本的出版年份和頁數

　　AJCC 腫瘤分期手冊是由美國癌症聯合委員會（American Joint Committee on Cancer, AJCC）發布，用於評估和記錄癌症患者的臨床和病理資訊的系統。它使用 TNM 分期法，即根據原發腫瘤（Tumor, T）、淋巴結轉移（Node, N）、和遠處轉移（Metastasis, M）的情況來分類癌症。它是一本非常重要的參考書籍，幫助我們評估患者的預後和指導治療方案。目前使用的是 2017 年出版的第八版。但是，你是否仔細閱讀過這本書呢？

　　當我還是實習醫師的時候，醫院會給每個人發一本分期手冊，讓你隨身攜帶，方便書寫病歷的時候可以查閱。我當時很勤奮地背誦每一種癌症的 TNM 分類，以為這樣就可以成為一名優秀的腫瘤科醫師。隨著它幾年就更新一版，從第一版到現在的第八版，頁數從 174 頁增加到了 1000 頁，幾乎每一版的內容就翻了一倍。

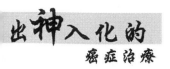

《莊子・養生主》中有一句話:「吾生也有涯,而知也無涯。以有涯隨無涯,殆已」。手冊內容越來越多,但這是否意味著它變得更好,讓我們在照顧病人時更有條理呢?我認為不是。它變得更複雜和冗長,加入了許多不必要的細節和分類,讓我們感到眼花繚亂和頭暈目眩。有時甚至與其他權威指南和文獻相矛盾,讓我們不知該相信誰。

■ 臨床陰性的重要性

直到有一天我讀到 AJCC 其中的一句話,突然大澈大悟。

	MX does not exist
Unknown distant metastasis status	MX is not a valid category and cannot be assigned. Unless there is clinical or pathologic evidence of metastases, M is categorized as clinically negative: cM0.

「為學日益」是加法,AJCC 手冊越來越厚,因為它需要涵蓋更多的癌症類型和部位,提供更細緻和詳盡的分期規則和組合,更多的新分期類型和分期因素,以及更多的調整和修改,以反映最新的臨床和科學進展。然而,「為道日損」是減法,意味著我們要消除一切多餘和無用的東西,保持清晰和簡潔的思路和方法。

我覺得 AJCC 整本書的精髓只有這句話:「**除非臨床上或病理上有轉移的證據證明是 M1,否則就只能歸類為臨床陰性:cM0**」。簡單來說:「**如果不能證明他是 M1,就必須判定為 M0**」,這句話就是兩害相權取其輕。因為只有 M0 才有治癒的可能性,才能達到無病存活 (disease free survival, DFS);如果草率地判定為 M1,就等於被判了死刑,即使存活 5 年,也只是在各種技術的支持下推遲死刑執行,這種存活只是無惡化存活 (progression free survival, PFS）。我們常說「視病如親」，如果病人是你的親人，你會希望他們被判定為 M0 還是 M1 呢？

▌順勢而為

損之又損，以至於無為《道德經》第四十八章

《道德經》中提到「損之又損，以至於無為」，這是否意味著我們應該放棄所有的腫瘤學知識，不再治療病人呢？當然不是。這句話的含義在於，通過去除多餘的因素，我們可以達到無為的境界。無為有兩層含義：一是看似不作為，實則不妄為；二是看似不作為，實則順勢而為。

1 無為：看似不作為，實則不妄為

■ 沒有刀不能開－術

■ 什麼刀不要開－道

有人誤解「無為」為保守治療，這是不正確的。老子的無為是要我們不妄為。我們是一群接受過完整腫瘤內科（medical oncology）訓練的內科醫師。我的老師曾說過，他當年也曾想訓練一批接受完整腫瘤外科（surgical oncology）訓練的外科醫師。這個構想被資深的外科醫師否決。外科醫師說：「我沒有甚麼刀不會開！」，然而，老師說：「我是要教你什麼刀不要開！」。

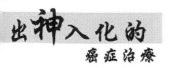

「沒有甚麼刀不會開」，這是「術（技術）」，「什麼刀不要開」，這是「道（本質）」。我們沒有懷疑外科醫師的技術，然而治療癌症患者，「道、法」是更重要的。我們要根據患者的病理診斷和疾病分期決定治療策略，在沒有必要或合理的情況下，不要隨便給患者過度的治療。我們是「醫師（doctor）」，不是「醫匠（technician）」。

2 無為：看似不作為，實則順勢而為

■ M0：治癒性（curative）－積極處理腫瘤

■ M1：緩和性（palliative）－積極處理症狀

有人將「無為」錯解為放棄治療，這也是誤解。老子的無為是要我們以積極的態度順勢而為。我們要根據患者的病情和分期，制定相應的治療方案。我們要做到「M0：積極處理腫瘤」，也就是說，在沒有遠處轉移的情況下，要積極地切除或消滅腫瘤，以期達到治癒的目的；同時，我們也要做到「M1：積極處理症狀」，也就是說，在有遠處轉移的情況下，要積極地減輕或控制症狀，以期提高患者的生活品質。

M1 的患者可能會抗議：「我也有人權啊，為什麼醫師不積極處理我的腫瘤？」。我也很無奈啊，因為你大勢已去，M1 不能被治癒是目前醫學的限制，M1 的治療目標就是緩和症狀，我只能順勢而為。除非哪一天發明奈米機器人或是免疫細胞，能夠將病患體內的轉移癌細胞全部殲滅，才有治癒的可能性；在那一天來臨以前，M1 就是積極處理症狀。

道、法、術、器

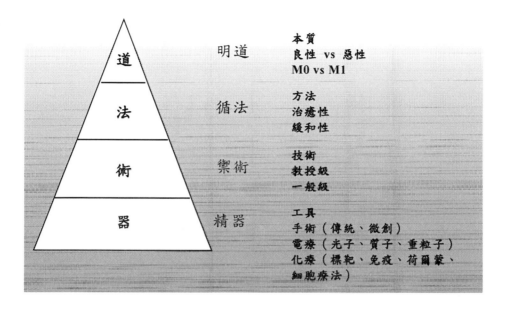

　　兩位外科醫師要進行胃癌根治手術，一位是資深的教授級外科醫師，一位是資淺的講師級外科醫師。前者使用的是最先進的達文西機器人手術系統，後者則採用傳統的開放式手術。誰的效果更好呢？許多人認為機械手臂手術會更優越，因為器械更精密。然而，這並不一定正確！

　　手術器械就叫做「器」，「器」在最底層，器械好不一定結果就好，更關鍵的是醫生的技術和經驗。如果教授級醫師對達文西系統不熟悉或操作不當，而講師級醫師對開放式手術有多年的臨床經驗，講師級醫師很可能做得更好。手術技巧就叫做「術」。

　　如果教授級醫師對達文西系統非常熟悉，也有多年的臨床經驗，就必然做得比較好嗎？也不一定！例如，教授級醫師選擇了一種很複雜和冒險的手術方案，而講師級醫師選擇了一種

比較簡單和保守的手術方案。選擇什麼樣的手術方案和策略，就是「器」和「術」上面的「法」，「法」就是方法，M0／M1 決定了手術的方法應該是治癒性的還是緩和性的。如果病患有腹膜轉移，教授級醫師的手術方案不僅無法達到治癒的效果，反而可能出現各種併發症，而講師級醫師的手術方案雖然保守，但卻能夠確保患者的安全和恢復，那講師級醫師依然有可能做得更好。

最上一層就是「道」，「道」就是癌症是否存在，如果不存在癌症，也不需要任何手術。

所以《道德經》教導我們要由上往下看，也就是「道以明向、法以立本、術以立策、器以成事」，唯有「明道→循法→禦術→精器」，病患才能得到最好的照顧。

▌極簡抗癌思維

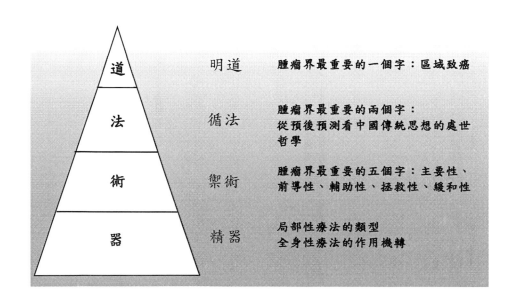

這本書有四個章節進一步闡釋「道、法、術、器」在腫瘤學的應用。

1. 道篇：腫瘤界最重要的一個字：區域致癌

2. 法篇：腫瘤界最重要的兩個字：從預後預測看中國傳統思想的處世哲學

3. 術篇：腫瘤界最重要的五個字：主要性、前導性、輔助性、拯救性、緩和性

4. 器篇：局部性療法的類型和全身性療法的作用機轉

只有精通這四個章節，您才能真正掌握癌症的診斷和治療的奧秘，達到最後一個章節「出神入化的癌症治療」。如果您只是學習了一些表面的技巧，那您只是個整天要刀弄劍的醫匠，無法真正幫助癌症病人。

笨蛋，重點是 M0 還是 M1

1 達文西手術、內視鏡手術、傳統手術的大對決

你可能在網路上看過許多關於達文西手術、內視鏡手術、傳統手術的比較文章，它們通常會列出這些手術方式的優缺點，例如傷口大小、出血量、住院天數、後遺症、適用條件等。儘管這些資訊對於選擇手術方式可能有所幫助，但你知道嗎？這些資訊並不是決定治療效果的關鍵。

讓我們來看一個真實的案例。小王是一位 40 歲的胃癌患者，他在被診斷出癌症後，決定接受達文西機器人手術，因為

他聽說這是最先進和最有效的治療方式。他花了大筆的錢,在一家知名的醫院完成了手術。他以為自己已經擺脫了癌魔的纏身,沒想到半年後,他又發現自己有轉移性腹水和肝臟轉移。他不明白自己到底哪裡做錯了,為什麼選擇了最好的手術方式,卻沒有得到最好的結果?

其實,小王的問題並不在於他選擇了什麼樣的手術方式,而在於他沒有清楚地知道自己的癌症分期。我們在選擇治療方式時,是根據當時的疾病分期來決定的。如果結果不符合預期,不能事後指責當時的選擇錯誤。如果小王的癌症是 M0,有很大的可能性可以通過手術切除所有的癌細胞,達到治癒的目的。這時候才需要考慮不同手術方式的優缺點,例如傷口大小或是長期後遺症等。他選擇達文西機器人手術並沒有錯,可以享受到更精準、更微創、更安全、更快速恢復的優勢。如果半年後復發了,那並不是因為選擇了錯誤的手術方式,而是因為在手術時就已經有臨床看不到的微量轉移,這是無法預防的。

然而如果小王一開始就是 M1,已經無法通過手術治癒,不管選擇了什麼樣的手術方式,都無法切除所有的癌細胞,花更多錢或選擇更先進的手術方式都沒有意義。

所以真正決定癌症治療效果的關鍵,不是選擇什麼樣的手術方式,而是要知道癌症是 M0 還是 M1。

2 重粒子、質子、光子的大對決

你可能在網路上看過許多關於重粒子、質子、光子的比較文章,它們通常會列出這些放射線治療方式的優缺點,例如癌細胞破壞力(相對生物效應)、布拉格峰的物理特性、副作用、治療次數等等。

　　雖然這些資訊對於選擇放射線治療方式可能有所幫助，但就像手術一樣，這些資訊並不是決定治療效果的關鍵。最關鍵的還是疾病分期是 M0 還是 M1。如果癌症是 M0，才需要根據自身情況選擇療效更好、副作用更小的放射線治療方式；如果癌症是 M1，不管哪種放射線治療方式都無法治癒；放射線治療只能用來控制減輕症狀，提高生活品質。

3 化療、標靶、免疫、細胞療法的大對決

　　同樣地，大家在網路上看過很多關於化療、標靶、免疫、細胞療法的文章，這些文章通常會介紹這些治療方式的原理、優缺點、適應症、副作用等等。你們可能會覺得這些治療方式都很神奇，可以有效地殺死癌細胞，甚至有些可以讓癌症完全消失。

　　但是它們的效果也取決於癌症是否有轉移。如果癌症是 M0，有很大的可能性可以通過手術或是電療剷除所有的癌細胞，達到治癒的目的。這時候才需要考慮是否需要化療、標靶、免疫、細胞等其他治療方式來輔助手術或是電療。

　　如果癌症是 M1，不但無法通過手術或是電療治癒，也無法通過化療、標靶、免疫、細胞療法治癒，它們只能延長患者的存活期，或者改善患者的生活品質。

　　M0 和 M1 是決定癌症治療效果的關鍵，不要盲目地追求最新和最貴的治療方式。

> **腫瘤之道，不難於用藥，難於完全切除－術
亦不難於完全切除，難於正確診斷－道**

案例 15　術前評估不足導致不適當的肝移植手術

　　50 多歲男性，有 B 型肝炎、肝硬化和肝腦病變病史，在某醫學中心等待肝移植。在等候期間，他接受了核磁共振檢查，確診為肝癌，影像分期為 cT3N0M0。由於肝移植亦是治療肝癌的選項之一，因此他繼續等候移植手術。

　　手術前一天，全身電腦斷層掃描報告顯示無轉移情況，因此醫療團隊進行了肝移植手術。術後病理報告顯示腫瘤分期為 pT1N0M0，預後相對良好。然而，數月後的電腦斷層檢查卻發現患者出現 3 顆肺轉移瘤。

　　雖然術後發生轉移是常見的情況，但本案例中患者的肺轉移進展速度過快，引發了醫療團隊的重視。經過回顧，發現在手術前一天的電腦斷層掃描中，實際上已可見一顆肺轉移癌灶，但當時並未被確認。

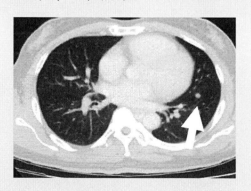

說明：肝移植前 1 天的電腦斷層就有顯示肺轉移，卻無人發現

　　這起事件凸顯了醫療系統在溝通協調和手術前置評估上的不足之處。儘管手術團隊展現了精湛的技術水準，但卻因事前準備工作的疏失，使一位已有肺轉移的肝癌患者不當地接受了高風險的肝移植手術。成功的「術」背後，卻是失敗的「道」。

　　肝移植手術應僅針對符合嚴格適應症、無其他器官轉移的患者進行。一旦發生遠端轉移，尤其是肺轉移，通常會被視為移植的禁忌症。因為廣泛轉移意味著疾病已惡化至難以根治的程度，移植手術不僅無法治癒，反而可能加重患者負擔和風險，同時也浪費了稀缺的器官資源。

　　這起事件提醒我們，在進行高風險和高成本手術前，必須確保充分的術前評估，審慎檢視患者的所有醫療影像，並加強內部的資訊溝通和討論，以避免類似疏失的再次發生。唯有透過完善的準備和審慎的把關，才能為患者提供最適當的治療。

≫心得：治療以前一定要親自審視所有臨床資料，以免遺漏重
　　　　要細節。

案例 16　術前評估不足導致不適當的肝移植手術

　　50 多歲男性，有病毒性肝炎、酒精性肝硬化和食道靜脈曲張的病史，原在某醫學中心等候肝移植手術。

　　術前 9 個月，影像檢查發現其肝臟處於肝硬化失代償期，並有多個結節及一個符合肝細胞癌特徵的腫塊。3 個月後，腹部電腦斷層顯示肝腫瘤持續增大，外科團隊考慮肝移植一併治療肝硬化及肝癌。

　　然而，術前評估僅著重於腹部影像，未進行全身掃描以排除潛在遠處轉移的可能性。病患後來接受肝移植手術，術後病理報告為原發性肝細胞癌，pT1bN0 期。

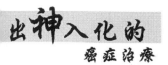

　　移植手術後 1 個月，病患卻因吞嚥疼痛就醫，檢查發現有下咽鱗狀細胞癌伴淋巴結轉移（cT2N2b），並發現肺部小結節，懷疑為肺轉移（M1 期）。

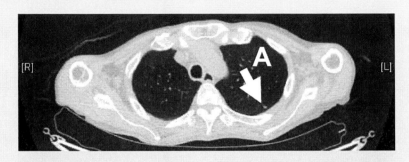

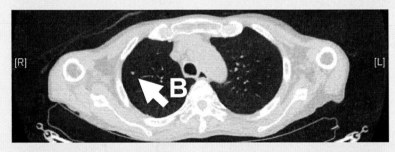

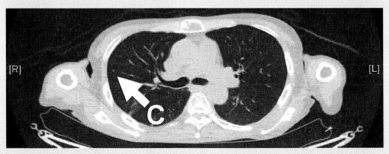

說明：肝移植後 1 個月正子造影發現肺轉移(A)(B)(C)

　　外科團隊回溯檢視術前影像，才發現當時僅檢查腹部，未評估肺部及其他部位，因此遺漏了肺及淋巴結轉移的重要發現。此案例凸顯了術前評估流程的不完整性，導致一

名已有遠處轉移的患者接受了高風險的肝移植手術，造成醫療資源的嚴重浪費。

這起事件凸顯了醫療團隊在術前評估方面的系統性缺失。肝移植手術針對的是局部性肝癌且無其他遠端轉移的患者，一旦已發生遠端轉移，尤其是肺或淋巴結等重要部位的轉移，通常會被視為肝移植的禁忌症。

然而，本案例中的醫療團隊僅注重腹部影像檢查，未對全身各部位進行全面性的術前評估，導致遺漏了患者既有的下咽癌及肺轉移現象，最終使得這位不符合適應症的患者不當地接受了高風險的肝移植手術。成功的「術」背後，卻是失敗的「道」。

我們應該反思如何改善術前評估程序，強化全身檢查及跨團隊溝通的重要性，確保醫療資源分配給最適合的對象，避免類似情況重蹈覆轍。

≫心得：治療以前一定要安排完整的分期檢查，不可便宜行事，才能確定 M0 或是 M1。

案例 17　有肺轉移的頭頸癌患者接受質子治療

40 多歲男性，有菸酒檳榔的不良習慣。因舌頭腫大求治，診斷為口腔癌，電腦斷層分期顯示有多處肺轉移(M1)。家屬希望該患者能接受質子治療，認為這是先進有效的放射線治療方式。然而，腫瘤科醫師向他們解釋，質子治療主要用於局部腫瘤控制，對於已有遠端轉移的晚期患者，療效有限且費用高昂。醫師建議以化學治療加上標靶藥物為主，這是目前對 M1 期口腔癌較合理有效的全身性治療。

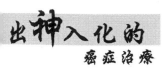

家屬對此解釋不滿，認為醫師不願意提供最好的治療，乃致函院長投訴醫師醫德及專業能力不足。在家屬的堅持下，患者最終仍接受了質子治療。這個爭議反映出醫病之間在溝通與互信方面存在重大缺陷。

這起事件凸顯了醫療團隊在醫病溝通方面的明顯不足。質子治療雖然是先進的放射線治療技術，但主要適用於局部性腫瘤的病患，對於已有遠端轉移的晚期癌症患者而言，單一的局部放射線治療通常無法達到根治效果。因此，醫師原本的建議是合理的，採取全身性化學治療加上標靶藥物更符合臨床常規。

然而，醫療團隊在與家屬溝通時未能清楚說明治療原則及理由，以致家屬產生質疑和不信任，甚至投訴醫師專業素養。這種溝通障礙不僅造成醫病雙方的誤解，也可能導致患者接受了不適當的治療。

≫心得：建立良好互信的醫病關係，才能確保患者獲得最佳和
最適切的治療。

▮不笑不足以為道

生問：「什麼是腫瘤治療大意？」

師曰：「M0 積極，M1 緩和」

生問：「這兩句話，二十歲的醫學生也會說」

師曰：「二十歲的醫學生雖然也會說，六十歲的教授未必能
做到」

　　研究腫瘤學已有三十多年。在這段時間裡，我見證了各種病例，也積累了寶貴的經驗。如果要簡單概括腫瘤治療的核心，我會說：「M0 積極，M1 緩和」。雖然這句話聽起來簡單，實際操作卻並非易事。二十歲的醫學生也許會引用這句話，但將其實踐於臨床，對於一位六十歲的教授來說，則是更大的挑戰。要實現 M0 的積極治療和 M1 的緩和療法，醫師需要時刻保持對患者的慈悲心，而不僅僅是執著於手術或藥物治療。

　　《道德經》第四十一章有一句話：「**上士聞道，勤而行之；中士聞道，若存若亡；下士聞道，大笑之。不笑不足以為道。**」意思是，真正的行家聽到腫瘤治療的核心概念後，會立即行動實踐「M0 積極、M1 緩和」。次上之士聽到後則半信半疑，心想有這麼簡單嗎？而凡庸之人聽到後會嗤之以鼻，說我二十歲的時候就會了，還需要你教嗎？二十歲就知「道」，但是到了六十歲還是做不「道」。我如果不被他們嘲笑，那就不足以成為「道」了。

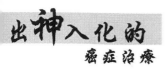

從道德經看癌症生死

　　大道至簡，我們用一幅簡單的對聯總結「從道德經看癌症生死」。

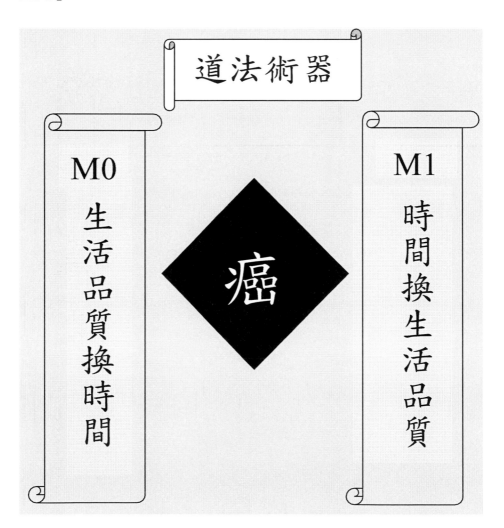

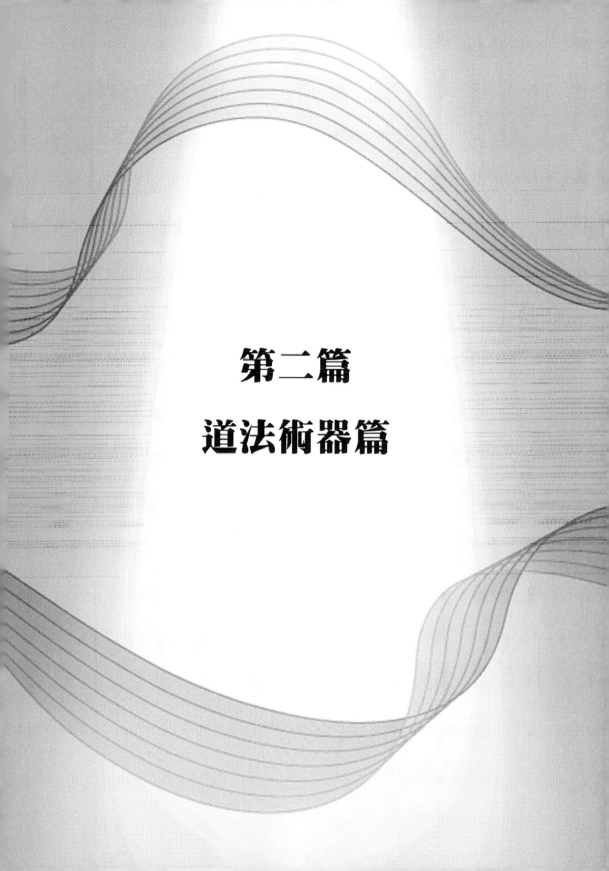

第二篇

道法術器篇

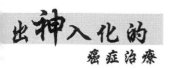

一、道－腫瘤界最重要的一個字：區域致癌

▌多重癌症

　　癌症是一種慢性病，隨著人口老化，癌症的發生率逐年上升。有些人不幸罹患了不只一種癌症，這些癌症可能是同時發生，也可能是先後發生。這些癌症之間有什麼關係呢？它們是同一個癌症的復發或轉移，還是不同的癌症事件呢？這個問題對於癌症的診斷和治療非常關鍵，因為不同的情況會有不同的預後和治療方案。如果診斷錯誤，就可能導致治療失敗，甚至加重病患的傷害。可惜的是，區域致癌這個最重要的觀念，在學校和醫學界都沒有得到足夠的教育和重視，我覺得這是醫學界的一大遺憾。在這裡，我們要解析雙重癌症或三重癌症的發生機制和處理原則。

▌區域致癌的意義

1 區域致癌的定義

　　雖然癌症的成因有很多，但最常被提及的是致癌物（carcinogen）。致癌物是一些能夠引起細胞基因突變或損傷的物質，例如煙草、酒精、檳榔、紫外線、石棉等。當致癌物長期刺激某一區域的組織，例如口腔、肺、食道、胃、大腸等，就可能使得這一區域的細胞發生癌變（cancer）或癌前病變（pre-

cancer），這種現象就叫做區域致癌（field cancerization）。區域
致癌的特點是，同一區域的癌症可能來自不同的細胞祖先，也
就是兩個或多個獨立的癌症，而不是同一個癌症的轉移。如果
兩個或多個癌症發生在同一個區域，就稱為多重原發性癌症
（multiple primary cancers）。這些癌症可能是同時發生，也可能
是先後發生：如果兩個癌症發生相距不到 6 個月就稱為同時性
（ synchronous ）， 發 生 相 距 超 過 6 個 月 就 稱 為 異 時 性
（metachronous）。這些名詞定義並不重要，就好像你在一塊土
地上撒種，總會先後陸續發芽，它們原本就各自獨立，在治療
上區分同時性或是異時性沒有特別意義。重要的是要瞭解這些
癌症是獨立的，需要分別診斷和治療。

2 區域致癌的臨床重要性

「區域致癌」是一個非常重要的觀念，它可以幫助我們瞭
解癌症的發生原因、發病特徵、診斷方法、治療策略、和長期
追蹤情況，貫穿癌症患者的一生。

■ 發生原因：致癌物或基因突變或病毒感染

從發生原因來看，如果是致癌物造成的區域致癌，那麼活得
越久，發生癌症的機會就越高；如果是基因突變或病毒感染
造成的區域致癌，那麼發病年齡就相對較早。

■ 發病特徵：性別比例差異

從發病特徵來看，如果是致癌物造成的區域致癌，那麼癌症
的性別比例就會受到致癌物的影響；如果是基因突變或病毒
感染造成的區域致癌，那麼癌症的性別比例就應該差不多。

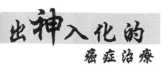

- 診斷方法：癌症轉移或是第二個同時性癌症

  從診斷方法來看，如果是區域致癌，那麼需要對同一區域的不同腫瘤進行細胞學或組織學檢查，以確定是癌症轉移或是第二個同時性癌症。

- 治療策略：M0 積極，M1 緩和

  從治療策略來看，如果確定是癌症轉移（M1），給予緩和性治療；如果是第二個同時性癌症（M0），給予積極性治療。這是天堂和地獄的差別。

- 長期追蹤：癌症復發或是第二個異時性癌症

  從長期追蹤來看，如果是區域致癌，那麼需要長期追蹤同一區域的癌症復發或第二個異時性癌症，並及時處理。

3 不同區域的多重癌症

要強調的是，區域致癌會在同一區域組織上皮細胞造成多重癌症，但是多重癌症不一定是區域致癌。臨床上很多病患是因為不同的致癌物得到兩個癌症甚至三個癌症，譬如 80 歲老翁先後得到大腸癌、頭頸癌、肝癌，活得越久領得越多。

區域致癌的最佳範例：上呼吸消化道

幾乎所有的上皮癌都有「區域致癌」的表現，最有名的範例就是上呼吸消化道的頭頸癌、食道癌，和肺癌。這些區域由於受到煙、酒、檳榔的刺激，可能在同時期或不同時期發生癌症或癌前病變（不包括由 EB 病毒引起的鼻咽癌）。如何判斷兩

個或多個癌症之間的關係，是獨立的原發性癌症，還是有因果關係的轉移性癌症，是一個臨床上的難題。在進行判斷時，有六個層面需要考量，我們逐一來探討。

1　遠距離的兩個頭頸癌（A、B）

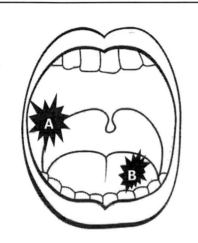
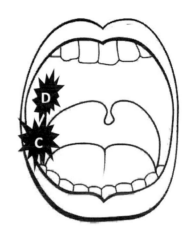

說明：左圖是遠距離的兩個頭頸癌（A、B）；右圖是近距離的兩個頭頸癌（C、D）

　　如果出現兩個遠距離的頭頸癌，譬如頰膜癌（A）和舌癌（B），不管它們是同時期或不同時期發生，如何判斷它們是獨立的兩個癌症，還是有因果關係的轉移性疾病？兩者組織學型態都是鱗狀細胞癌，也無法用免疫染色鑑別。最理想的方法是使用分子譜分析技術（molecular profiling techniques）來鑑定病灶之間的關係，比較它們的基因突變、表達、甲基化等特徵，看是否一致或相似；而不是依賴於兩個病灶之間的距離或先後

發病的時間；然而，臨床上這種技術並不常用，因其成本高、時間長、標準不一。退而求其次，我們可以根據它們的生物行為（T、N、M）來判斷兩者是否有關連。

■ T 的考量

T 分期是根據腫瘤大小（2 公分、4 公分）。A、B 這兩個病灶距離太遠，沒有相連，不能用 T 解釋。

■ N 的考量

N 分期是根據淋巴結的轉移情況來分的。A、B 這兩個病灶都長在黏膜上，不像淋巴轉移。

■ M 的考量

M 分期是根據遠處器官的轉移情況來分的。A 可能透過血液轉移到肺部，再轉移到黏膜下，再從黏膜下穿透到黏膜上，形成 B。然而，這種機會極低，若真的發生的話，應該全身到處都有轉移，不會只在 B 處轉移。

從 TNM 的分析來看，A、B 之間沒有明顯的因果關係。再配合「區域致癌」的理論，我們現在已經很理所當然地將其視為兩個獨立的癌症。這種情況下，我們應該分別對待兩個癌症，根據它們各自的分期和預後，選擇合適的治療方式。

② 近距離的兩個頭頸癌（C、D）

如果出現兩個近距離的頭頸癌（C、D），譬如解剖學上由正常黏膜分開的兩個頰膜癌：如果是同時期發生，會不會是 C 從黏膜下鑽到 D；如果是不同時期發生，會不會是 C 手術後局

部復發為 D？一般來說，頭頸癌有一個經驗法則，就是「3 年、2 公分」。

■ 距離因素

從頭頸部腫瘤的觀點，如果距離原始腫瘤正常上皮 2 公分以外發生的是第二個癌症；距離原始腫瘤正常上皮 2 公分以內發生的病灶，可能是當初手術邊緣切除不夠的局部復發。

■ 時間因素

頭頸部腫瘤手術後，間隔 3 年以上再發可能是第二個癌症，3 年以內再發可能是局部復發。

「3 年、2 公分」只是根據一些統計學和臨床經驗的綜合判斷，並不是絕對的規則。一般醫師並不會去討論它們的相關性，為何？因為處理的方式一樣：如果是兩個獨立的癌症（cM0），唯有開刀；即使是局部復發（rcM0），也是開刀。但是作為醫學中心的專家，應該提交團隊會議，進行多科別討論，以盡量鑑別診斷。

3 頭頸癌 + 食道癌

煙、酒、檳榔的刺激不是只集中在頭頸部，臨床上很常見的場景就是病患以頭頸癌來發病，在同時期或不同時期又發生食道癌，現在大家都很直覺地當成兩個癌症來處理。

為什麼不說是食道轉移？我們可以根據它們的生物行為（T、N、M）來判斷兩者是否有關連。

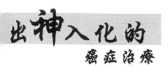

■ T 的考量

頭頸癌和食道癌這兩個病灶距離太遠，沒有相連，不能用 T 解釋。

■ N 的考量

食道腫瘤長在黏膜上，不是淋巴轉移。

■ M 的考量

頭頸癌可能透過血液轉移到肺部，再轉移到黏膜下，再從黏膜下鑽到黏膜上，成為食道轉移（反之亦然）。但這種機會極低，真的發生的話，應該全身到處都有轉移，不會只在食道轉移。

　　雖然診斷很容易，不過治療卻是一大難題。如果頭頸癌和食道癌同時發生，到底要同時治療還是分開治療？同時治療可能會增加病患的負擔，分開治療可能會延誤疾病的控制。這時候，我們需要根據病患的狀況，制定個體化的治療方案。

4 兩個近距離或遠距離的食道癌

　　如同頭頸癌，不管是近距離或遠距離的兩個食道癌均屬於區域致癌，就是雙重癌症。有時候，我們會碰到由正常黏膜分開、相近的兩個食道癌，因為都是手術可以切除或電療可以涵蓋的範圍內，大多數醫師也不會區別它們的相關性。這種情況並沒有像頭頸癌有「3 年、2 公分」的規則。但是作為醫學中心的專家，應該提交團隊會議，進行多科別討論，以盡量鑑別診斷。

5　頭頸癌或食道癌 ＋ 孤立性肺腫瘤

　　臨床上極少發生頭頸轉移或食道轉移，我們可以很輕易地診斷為原發腫瘤。但是當病患有頭頸癌或食道癌，在同時期或不同時期又發生肺腫瘤，它就有可能是原發性肺癌或是肺轉移。如果肺腫瘤切片是腺癌，組織學型態不同，當然是原發性肺癌；如果肺腫瘤切片是鱗狀細胞癌，原發和轉移都有可能，臨床上完全無法區別。怎麼辦？我們就要採取「兩害取其輕」的原則，把它當成最可能治癒的情況來處理，也就是當成原發性肺癌而不是肺轉移。

6　兩個肺腫瘤

　　如果病患有兩個肺腫瘤，我們要根據它們的位置來分期。在相同肺葉出現多顆腫瘤歸於 T3，同側不同肺葉的結節歸於 T4，對側肺葉的結節歸於 M1a。

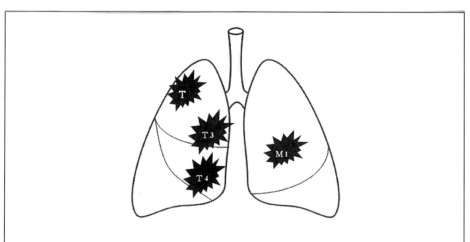

說明：肺癌分期的 T3、T4、M1a 圖解

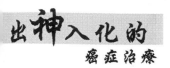

T3 可以手術切除，T4 能不能手術切除取決於疾病的位置和範圍，M1a 完全無法切除。但是，你可曾想過對側 M1a 實際上是第二個原發肺癌，如果積極治療可能治癒。這時候，我們需要做完整的影像學分期，並且做縱隔鏡檢查，看看有沒有淋巴轉移。如果評估是陰性的，當成第二個原發肺癌是合理的。如果臨床上完全無法區別。怎麼辦？我們就要採取「兩害取其輕」的原則，把它當成最可能治癒的情況來處理，也就是當成原發性肺癌而不是肺轉移。

▌其他上皮癌的區域致癌

幾乎所有的上皮癌都有「區域致癌」的表現，明白了上呼吸消化道的三大癌症，其他的上皮癌就同理可證。

1 乳癌

說明：左圖是同側乳房（A、B）；右圖是對側乳房（C、D）

乳癌的致癌物是長期暴露於高濃度的雌激素。乳癌的患者，可能在同側乳房的其他象限（A、B）或對側乳房（C、D），在同時期或不同時期發生癌症或癌前病變。

2　攝護腺癌

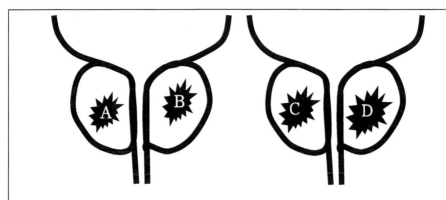

說明：左圖是同一腫瘤侵犯兩葉（A、B）；右圖是同時性兩
　　　個腫瘤（C、D）

攝護腺癌的致癌物是長期暴露於高濃度的雄激素。攝護腺癌的病患，可能在同側或對側攝護腺，在同時期或不同時期發生癌症或癌前病變，這就是多灶性（multi-focality）。

從 TNM 分期來看，腫瘤侷限在一葉是 T2a ／ T2b（A），腫瘤侵犯兩葉是 T2c（A、B）；但是它會不會根本是兩個同時性（synchronous）的攝護腺癌（C、D）？一般醫師並不會去討論它們的相關性，因為只要沒有轉移，根除性攝護腺切除術或電療會同時治療兩葉。

3　卵巢癌

卵巢癌好發於停經後女性，雖然確切的病因尚不清楚，但與雌激素有關。停經後女性的卵巢雖然功能減退，但仍會分泌少量的雌激素，這些雌激素沒有被黃體素抑制，可能會刺激卵巢上皮細胞的增生，導致基因突變和癌變。

　　從 TNM 分期來看，腫瘤侷限在一側是 T1a，腫瘤侵犯兩側是 T1b；但是它會不會根本是兩個同時性（synchronous）的卵巢癌（T1a＋T1a）？一般醫師並不會去討論它們的相關性，反正根除性雙側卵巢輸卵管切除術就一勞永逸，更不會有機會發生異時性（metachronous）的卵巢癌。

4 胃癌

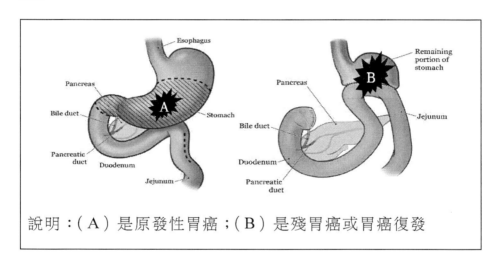

說明：（A）是原發性胃癌；（B）是殘胃癌或胃癌復發

　　幽門螺旋桿菌感染是胃癌明確定義的危險因數，在早期胃癌治療以後根除幽門螺旋桿菌降低區域致癌的風險。

　　接受全胃切除術沒有區域致癌的風險，沒有機會發生異時性（metachronous）胃癌。但是胃癌（A）接受次全胃切除術的患者可能發生殘胃癌（gastric stump cancer），也就是第二個原發性胃癌（B）。殘胃癌和胃癌復發的鑑別診斷是困難的，一般定義以手術後 10 年為分界，手術後 10 年以上出現的為殘胃癌，手術後 10 年內出現的為復發。一般醫師並不會去討論它們的相關性，因為只要沒有轉移，殘胃癌（cM0）和胃癌復發（rcM0）都需要進行手術治療。

5 肝癌

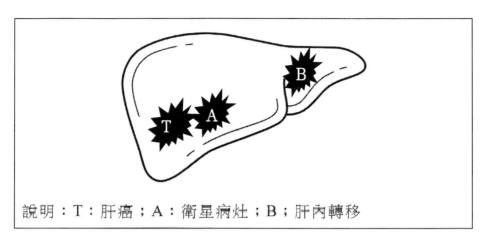

說明：T：肝癌；A：衛星病灶；B；肝內轉移

　　B 型肝炎、C 型肝炎、肝硬化、黃麴毒素是肝癌的危險因素，這些因素可能導致整個肝臟在同時期或不同時期發生癌症或癌前病變。在肝癌患者中，我們常看到肝癌（T）患者有衛星病灶（A）或肝內轉移（B）的現象。衛星病灶（satellite lesion）是指在原發性肝癌周圍 2 公分以內的小型癌症病灶，可能是由原發性肝癌的癌細胞直接擴散所形成的。肝內轉移（intrahepatic metastasis）是指在原發性肝癌周圍 2 公分以外的癌症病灶，可能是由原發性肝癌的癌細胞經由肝臟的血管或淋巴系統轉移所形成的。

　　一般來說，衛星病灶的分期較低，預後較好，且有較多的治療選擇，而肝內轉移的分期較高，預後較差，治療選擇較少。但是很少有醫師去鑑別它們這些衛星病灶（A）或肝內轉移（B）是不是第二個原發性肝癌，為何？因為只要沒有發生肝外轉移，第二個原發性肝癌（cM0）和衛星病灶或肝內轉移（rcM0）都可以靠手術、電燒、栓塞等方式治癒。

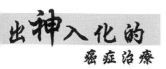
6 大腸直腸癌

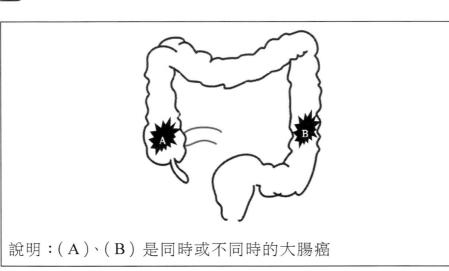

說明：（Ａ）、（Ｂ）是同時或不同時的大腸癌

　　整段大腸直腸黏膜因長期處在不正常內在環境或外在環境的刺激下，導致基因多重突變，可能在同時期或不同時期發生癌症或癌前病變。

　　不正常的內在環境包括遺傳性大腸直腸癌症候群、炎症性腸病、慢性便秘等；不正常的外在環境包括高脂肪低纖維的飲食、吸菸、飲酒、肥胖、缺乏運動等。這些因素都可能導致大腸直腸黏膜的損傷、發炎、細胞增生、腺瘤形成，進而促使癌變的發生。

7 泌尿上皮癌

　　內襯於整個泌尿道黏膜表面的泌尿上皮暴露於潛在的致癌物質之中，如芳香胺、苯、煙草、染髮劑、化學染料、寄生蟲、慢性泌尿道感染等。這些致癌物質可能通過尿液排泄或其前驅物質的活化而對泌尿道黏膜產生致癌作用。

　　從腎盂、輸尿管、膀胱、到尿道的某一部位有癌症的病人，在其它位置的泌尿上皮可能在同時期或不同時期發生癌症或癌前病變。

8　腎癌

　　腎癌好發於老人，顯然跟致癌物有關，只是確定的病因至今仍不清楚。儘管腎癌的區域致癌性不像泌尿上皮癌那麼廣為人知，但我們仍然觀察到多發性或雙側腎癌的現象。目前不會將這些視為腎轉移，而是視為同時期或不同時期發生的獨立腎癌，在技術上可行的情況下，施行部分腎切除術，以盡可能保留腎功能並確保長期療效。

9　皮膚癌

　　皮膚上的基底細胞癌、鱗狀細胞癌和黑色素瘤的致癌物主要是長期暴露於紫外線輻射。有皮膚癌病史的患者更有可能罹患第二個原發性皮膚癌。

兩害相權取其輕

1　區分癌症復發和第二個原發性癌症的重要性

　　當一個病人在同時（synchronous）或不同時（metachronous）發現兩個癌症，你要如何區分它是第一個治療過的癌症復發（cancer recurrence），或是病人又長了第二個原發性癌症（second primary cancer）？這個區分對於病人的治療方案和預

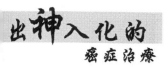

後有很大的影響，因為癌症復發通常意味著先前的治療失敗或不足，而第二個原發性癌症則是一個新的獨立事件，可能有不同的病因和治療策略。

2 如何區分癌症復發和第二個原發性癌症？

區分癌症復發和第二個原發性癌症的方法有很多，其中最常用的是根據組織學型態、距離因素和時間因素來判斷。

組織學型態是最直觀和最可靠的方法。先後發生的癌症如果組織學型態不同，例如一個是腺癌，另一個是鱗狀細胞癌，當然就是兩個不同疾病。如果兩者組織學型態相同，這就很難區分是同一疾病或是兩個疾病。

但是更進一步分析，即使組織學型態不同，有時候將兩者病理檢體重新判讀，會發現原來是一樣的東西。你會懷疑明明組織學型態不同，怎會是同一疾病？我常說上皮癌都是兄弟，兄弟常常長得很像，所以你可能在腺癌中間看到鱗狀細胞的分化，或者是移形細胞癌中發現腺癌或鱗狀細胞癌的混合型。更甚者，上皮癌中有一類是類肉瘤狀上皮癌（sarcomatoid carcinoma），讓你以為病患長了肉瘤；而肉瘤中有一類是類上皮狀肉瘤（epithelioid sarcoma），讓你以為病患長了上皮癌。

當出現兩個病灶時，不論是從組織學型態、距離因素、時間因素來考量，都很難做出鑑別診斷。而且癌症具有多形性（polymorphism）和異質性（heterogeneity），轉移病灶可能經過突變而與原發病灶在分子基因層面有不同的表現，看似不同來源的細胞株也可能是同一疾病。區分癌症復發和第二個原發性癌症的方法都有一定的局限性和不確定性。

案例 18　原發性乳癌轉移到鎖骨上淋巴而非雙重癌症

　　50 多歲女性，3 年前罹患第二期乳癌，接受過乳房切除手術及輔助性化療，病理報告為腺癌（adenocarcinoma）。

　　此次因同側鎖骨上淋巴腫大求診，施予淋巴切片，病理報告為鱗狀細胞癌（squamous cell carcinoma）。病理報告不同，應是不同疾病，但是全身檢查無其它可疑病灶，請病理科醫師比對病理檢體，確定兩者是同一疾病。為何？因為有時候乳癌會在轉移處發生鱗狀細胞的分化（squamous differentiation）。

　　從形態學的角度來看，乳癌轉移時發生鱗狀細胞分化，可以被視為一種異質性，也就是同一個癌症的不同部位或不同時間可能有不同的組織學型態或分子特徵，這可能是由於癌細胞在增生和轉移的過程中發生了基因突變或表觀遺傳變化，導致它們的表型發生了變化。因此，你以為的雙重癌症，事實上是同一癌症的淋巴轉移。

案例 19　兩個原發性肺癌而非肺轉移

　　70 多歲女性，在健康檢查中進行胸部 X 光，發現右上肺葉和右中肺葉有病灶，對右中肺葉進行穿刺切片，病理報告為支氣管肺泡細胞癌（bronchioalveolar carcinoma, BAC），兩個病灶在電腦斷層影像下都疑似原發性肺癌，且沒有縱膈淋巴病變，正子造影沒有其它遠處轉移病灶。鑒於雙重癌症的可能性，對兩個病灶同時施予手術切除，手術後病理報告也顯示右上肺葉病灶為支氣管肺泡細胞癌。這兩處病理報告相同，這是否為肺轉移呢？

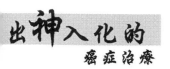

腫瘤科醫師進一步進行 EGFR 基因檢測，發現其中一個檢體在 exon 19 有缺失，另一個檢體在 exon 21 有 L858R 的突變，綜合影像學發現和 EGFR 狀態，腫瘤科醫師認為是不同來源的細胞株，應該是雙重癌症而不是肺轉移。

本病例是一個罕見的雙重癌症的例子，兩個病灶都是 BAC，但具有不同的 EGFR 狀態。肺轉移的診斷需要排除雙重癌症的可能性，因此 EGFR 基因檢測是一個重要的工具，可以幫助鑑別不同的癌症細胞株。

案例 20　原發性鼻咽癌轉移到膽管而非雙重癌症

40 多歲女性，8 年前曾有鼻咽癌病史，在某醫學中心接受放射線治療，當時的病理報告為分化不良上皮癌（poorly differentiated carcinoma），臨床分期 cT3N1M0。

此次因為黃疸持續一個月以及上腹腫塊快速長大而前往急診求治。檢查顯示總膽紅素 14.8 mg/dl，腹部電腦斷層暗示中心型膽管癌，並伴隨著後腹膜淋巴轉移，這壓迫了下腔靜脈和腎靜脈，同時也有輕度腹水。核磁共振認為是總肝管和膽囊管癌症合併肝臟侵犯、單一肝轉移、和廣泛淋巴轉移。胃腸科醫師施行細針抽吸，但細胞學檢查僅顯示壞死組織，未見癌細胞，於是會診腫瘤科下一步該如何處理。

腫瘤科醫師要求施行穿刺切片，因為鼻咽癌雖然已經 8 年，仍有復發的機會。若是鼻咽癌復發，緩和性化療仍有緩解的機會；若是膽管癌，緩和性化療幾乎無效，安寧療護可能是更好的選擇。胃腸科醫師等到總膽紅素降到 2.0

mg/dl 後，安排電腦斷層導引後腹膜淋巴穿刺切片，病理報告為鱗狀細胞癌（squamous cell carcinoma）。這一結果確認了腫瘤是由鼻咽癌轉移而來，而非原發性膽管癌。

鼻咽癌轉移至膽管的情況非常罕見，而且間隔 8 年更是罕見。然而，膽管癌的病理類型多為腺癌，而鼻咽癌的病理類型多為鱗狀細胞癌，因此膽管組織切片的病理報告對於鑑別診斷十分重要。在本例中，患者的腹膜淋巴組織切片顯示為鱗狀細胞癌，與先前的鼻咽癌病理報告一致，這一結果確認了腫瘤是由鼻咽癌轉移而來，而非原發性膽管癌。

3　如何處理癌症復發和第二個原發性癌症？

如果診斷為疾病復發，要根治的機會就很小；如果診斷為第二個癌症，則與先前治療過的癌症無關，屬於新的獨立事件，積極治療仍有治癒的機會。

就臨床治療的觀點，我訂出「兩害相權取其輕」的處理哲學：「**先將兩個病灶當成兩種不同癌症，分別給予疾病分期。如果分期後都是局部性疾病，沒有第三個轉移病灶，則當成兩個獨立事件（即第二個癌症），給予根治性治療；分期後如果有第三個轉移病灶，反正不可能根治，區分是單一事件（疾病復發）或兩個獨立事件（第二個癌症）已無意義，給予緩和性治療**」。

■ 如果兩個癌症都是**局部性疾病**（localized disease），也就是說，癌症沒有轉移到其他部位，那麼我們應該將它們當成兩個獨立事件，也就是第二個原發性癌症，並給予**根治性治療**（curative treatment），例如手術、電療、化療等，以期望完全消滅癌細胞，並達到治癒的目標。這樣做的好處是，我們

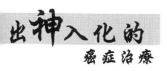

可以最大限度地提高病人的存活率，而不會錯過任何一個治癒的機會。這樣做的風險是，我們可能會對病人造成過度的治療，例如不必要的手術或電療。但是利大於弊，因為病患才有治癒的機會。

■ 如果兩個癌症中有一個或兩個都是**晚期疾病（advanced disease）**，也就是說，癌症已經轉移到其他部位，那麼我們應該將它們當成**單一事件**，也就是癌症復發，並給予**緩和性治療（palliative treatment）**，例如緩解症狀、控制癌症的惡化、提高生活品質等，以期望延長病人的存活時間，並減輕病人的痛苦。這樣做的好處是，我們可以避免對病人造成不必要的傷害，例如無效的手術或電療。

案例 21　兩個原發性骨肉瘤而非骨轉移

　　20 多歲男性，13 年前罹患右脛骨骨肉瘤，接受過截肢手術和輔助性化療，每年定期回門診追蹤。此次因左側大腿疼痛超過 3 個月回診，影像學檢查發現左股骨蝕骨性病灶，施予腫瘤刮除術，病理報告也是骨肉瘤，疾病分期未發現遠處轉移。

　　你認為是 13 年前的骨肉瘤復發造成骨轉移，或是又長了第二個骨肉瘤呢？因為兩次疾病間隔 13 年，也沒有發現其它轉移病灶，根據「兩害取其輕」的原則，將它當成第二個原發性骨肉瘤對病人最有利。我們重新給予病患前導性化療、肢體保留手術、輔助性化療，追蹤近 20 年仍無復發。

　　這個案例相對簡單，但兩次疾病發生間隔長且無轉移病灶的觀察結果，更支持第二個原發性骨肉瘤的診斷。

癌症是可以預防的

癌症是否可以預防？答案是可以的，前提是我們瞭解癌症的發生原因，並且積極採取有效的預防措施。

國際癌症研究機構（IARC）是世界衛生組織下屬的癌症研究專門機構，它的主要任務是評估各種物質或因素對人類致癌的可能性，並將它們分為四個等級，分別是：

■ 一級致癌物：確定為人類致癌物，例如煙草、酒、檳榔、幽門螺旋桿菌、乙型／丙型肝炎病毒、人類乳突病毒、Epstein-Barr 病毒、黃麴毒素、甲醛、石棉等。

■ 二級 A 致癌物：很可能（probably）為致癌物，例如紅肉、燒烤食物等。

■ 二級 B 致癌物：可能（possibly）為致癌物，不能確定是否對人類致癌的物質，例如手機輻射、滑石粉等。

■ 三級致癌物：尚無法分類（not classifiable）是否對人類致癌的物質，例如咖啡、茶、巧克力、蜂蜜等。

我們可以從這個分類中瞭解，一級致癌物是最危險和最可預防的，我們應該盡量避免接觸或攝取這些物質，以降低癌症的風險。我們應該戒除菸酒檳榔、根除幽門螺旋桿菌、接種乙型肝炎病毒疫苗、治療丙型肝炎病毒、接種人類乳突病毒疫苗、避免接觸黃麴毒素、甲醛、石棉，那就可以大幅降低罹患癌症的機會。

至於我們無法避免的基因突變和環境汙染，我們應該從多方面來預防癌症，例如增強身體的免疫力，定期進行癌症篩檢，

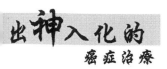

及早發現和治療癌症。癌症並不是絕症，只要有正確的預防和治療，我們就有希望戰勝癌症。

▌權衡利弊取捨

在面對任何兩個病灶時，我們都應該努力區別它們之間的關聯性，是同一事件還是兩個獨立事件。不同的診斷結果會導致不同的預後和治療選擇，因此不要忽略診斷的重要性。

如果無法確定是第一個治療過的癌症復發（cancer recurrence）還是病人又長了第二個癌症（second primary cancer），我們會採取「兩害取其輕」的原則，選擇對病患最有利的處理方式，避免對病患造成過度或不足的治療。

二、法－腫瘤界最重要的兩個字：從預後及預測看中國傳統思想的處世哲學

▊前言

　　「預測」和「預後」是臨床上選擇治療策略的重要依據，但是大多數醫師對這兩個概念並不清楚，因此在治療決策上常常走錯方向。如果能夠理解「預測」和「預後」的意義和區別，不僅可以讓你遵循腫瘤學之「道」，也可以讓你洞悉《漁樵問對》、《道德經》和《金剛經》的核心思想。

▊「預測」和「預後」的定義

　　首先，我們來看看這兩個概念的定義：

1 何謂「預後（prognosis）」？

　　「預後」是指一個特定病人在未接受治療時，疾病復發的風險和存活率的預估，它反映了腫瘤的自然病史（clinical outcome at the time of diagnosis）。

2 何謂「預測（predict）」？

　　「預測」是指一個特定病人在接受某種治療時，是否會對治療產生反應（likelihood of response to a given therapeutic modality），它幫助我們選擇最有效的治療方法。

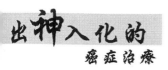

出神入化的
癌症治療

「預後」是基於病人當前的情況,來推估未來在治療後可能發生的結果。例如,「嚴重敗血性休克的病人中,有 45% 會在 28 天內死亡」,這是一個可信的判斷,因為以往的研究發現死亡率就是 45%。但是,對於「個別」的病人,我們無法確定他是屬於 45% 會死亡的群體,還是 55% 能存活的群體。

「預測」則是基於病人與病情相關的因素,來推估「個別」病人「當下」是否需要治療,至於未來他是屬於 45% 會死亡的群體,還是 55% 能存活的群體,則不強求。

我知道這些定義可能還是有些抽象,所以我接下來用一些例子來說明。

▌舉例說明

1 未審先判

舉例來說,假設某國中的某一班級有四十位學生要參加高中聯考,你可以推測班上第一名的學生應該比第四十名的學生考得好,因為第一名平時表現比較優秀,這是「預後」;但是第一名到第四十名的學生都有資格參加考試,都有可能從考試中得到好處,這是「預測」。如果你說第四十名的學生反正考不上,不如不要參加考試,這是未審先判,把「預後」當成「預測」,剝奪了第四十名學生的機會。第一名的學生雖然「預後」好,但不一定考得好;第四十名的學生雖然「預後」差,但不一定考得差。「當下」參加考試是他們共同的權利。

104

2 因材施教

再舉例來說，假設班上第四十名的學生是智力發展有障礙的孩子，他根本沒有辦法通過高中聯考，這是「預後」；他需要的是特殊教育的幫助，這是「預測」。如果你堅持說他也有參加考試的權利，這就是齊頭式的平等，不懂得因材施教。

臨床應用

1 疾病分期

如果沒有遠處轉移（M0），3 公分肝癌的患者比起 10 公分肝癌的患者存活得久，這是「預後」；但是只要沒有轉移，10 公分肝癌的患者也可以接受積極性手術切除，這是「預測」。你不能說 10 公分的肝癌開完刀以後很容易復發，不如不要開刀，這是未審先判，把「預後」當成「預測」，剝奪了 10 公分肝癌的患者治癒的機會。因為 10 公分的肝癌容易復發，但不一定復發；3 公分的肝癌容易治癒，但不一定治癒。「當下」接受手術是所有 M0 患者共同的權利。

局部早期（T1／T2）的患者平均而言比局部晚期（T3／T4）的患者存活得久，這是「預後」；但是從 T1 到 T4 都有可能從局部治療得到治癒，這是「預測」。你不能說 T4 疾病常常開不乾淨，開了也沒用，不如不要開刀，這是未審先判，把「預後」當成「預測」，剝奪了 T4 疾病患者治癒的機會。

假設患者併發遠處轉移（M1），他的「預後」已經決定，存活大約是 6 個月，即使原發腫瘤不大，任何積極性治療「預測」

都無法改變結果，不會從積極性治療得到好處。它需要的是特殊教育：緩和性療法。如果你偏要說他也有接受積極性治療的權利，想把每一顆腫瘤都切除乾淨，這就是齊頭式的平等，不懂得因材施教，完全忽視了疾病分期的意義。

2 飲食控制

　　有糖尿病或高血壓的癌症患者要不要限糖限鹽，很多醫師都搞不清楚，這取決於病患會不會從限糖限鹽得到好處。糖尿病或高血壓的患者限糖限鹽，是為了減緩疾病在 10 年或 20 年以後帶來心肌梗塞、中風、或是腎衰竭的長期副作用。如果癌症患者是局部性疾病（M0），是可能治癒的（預後），他就跟正常人一樣，有機會活到 7、80 歲，你當然不希望糖尿病或高血壓在 10 年或 20 年以後帶來副作用，那麼患者可以從限糖限鹽得到好處（預測）。如果癌症患者是轉移性疾病（M1），不可能治癒（預後），存活頂多半年，你還會擔心他以後發生心肌梗塞、中風、或是腎衰竭嗎？患者不會從限糖限鹽得到好處（預測），那就讓他吃得愉快一點吧。

3 戒菸

　　那麼肺癌病患要不要戒菸呢？如果癌症患者是局部性疾病（M0），有可能治癒（預後），那他們當然應該戒菸。如果癌症患者是轉移性疾病（M1），沒有治癒的希望（預後），存活時間最多幾年，戒菸對他們沒有什麼幫助（預測），想抽菸就抽菸吧。

腫瘤科的世界 VS 腫瘤科以外的世界

1 腫瘤科以外的世界

我常常告訴學生，腫瘤科的世界和腫瘤科以外的世界是截然不同的兩個世界，只有腫瘤科的世界才需要考慮預後和預測的問題，所以腫瘤科以外的醫師對預後和預測十分陌生。

何以故？腫瘤科以外的病人都是 M0 狀態，即沒有遠端轉移的狀態。就算是心衰竭、肝衰竭、肺衰竭、腎衰竭、植物人，只要給予積極的儀器治療，即使不能治癒，也有可能活到 100 歲（預後），所以在任何情況下都應該積極治療（預測）。舉一個極端的例子，一個在加護病房的患者，昏迷指數三分，已經接受氣管內插管並依賴呼吸器，甚至使用葉克膜、還洗透析，預後好不好？很差（預後）；但是為什麼要全力以赴地救治他呢？因為即使機會很低，積極治療也有可能讓他康復（預測）。

2 腫瘤科的世界

相反地，腫瘤科的世界就有兩種人：M0 和 M1。M0 的預後好，當然要積極治療。但如果是 M1，即使目前看起來活力充沛，也應該考慮緩和性治療。

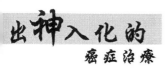

預後和預測的差別

預後	預測
自然病史	活在當下
未審先判	因材施教
從未來看現在	從現在看未來
好人沒好報	好人有好報
不買彩票	買彩票
算命（給結果）	易經（給方向）
人算不如天算	盡人事聽天命
	《漁樵問對》知具六物者，人也。 得魚與不得魚，天也
	《道德經》聖人之道　為而不爭
	《金剛經》應無所住而生其心
	just do it

說明：「預後」和「預測」對照表

1 自然病史 vs 活在當下

　　「預後」是基於病人當前的情況，來推估未來在治療後可能發生的結果，這是自然病史。但是，對於「個別」的病人，我們無法確定他的未來走向。

　　「預測」則是基於病人與病情相關的因素，來推估「個別」病人「當下」是否需要治療，至於未來病患的走向，則不強求。

2 未審先判 vs 因材施教

　　在確定診斷和疾病分期的同時，我們就可以決定病患最適合的治療（預測）和病患未來的發展（預後）。「預測」和「預

後」是兩個不同的概念，「預後」或許會影響你的治療決策，但是「預測」才決定你的治療行為。要不要治療，是看患者「當下」是否能從治療中受益：只要估計患者有可能從積極性治療中得到好處，即使預後不好，也應該盡力而為，千萬不要「未審先判」；如果估計患者沒有可能從積極性治療中得到好處，就應該「因材施教」，給予緩和性治療。

聽起來很簡單，我們的醫療行為應該根據「預測」來做；但實際上大家常常用「預後」來做決策。舉個極端的例子，一位初次診斷的局部晚期頭頸癌患者，分期 cT4N3M0，大家一定會積極治療，使用手術、電療、甚至化療，這是毫無爭議的。問題是，如果是復發的頭頸癌患者，分期 rcT4N3M0，大家的意見就不一致了。外科和電療科醫師會說：「這個病人的預後不好，開刀也沒用，電療也沒用，直接給他緩和性化療就好」。但是腫瘤科會說：「即使預後不好，治癒的機會很低，不努力就沒有希望，還是應該嘗試拯救性手術或電療」。這就是在多學科團隊會議上常見的爭論。您覺得誰對誰錯呢？

案例 22　五個癌症，過關斬將

■ 第一個原發性頰膜癌

50 多歲男性，無其他基礎疾病，有嚼檳榔和吸菸的習慣。因左口角出現持續 3 個月的 1*1 公分潰瘍性病灶而就診，經切片檢查診斷為頰膜鱗狀細胞癌（squamous cell carcinoma, SCC），分期檢查未發現遠處轉移。病患接受左口角廣泛切除術和左側頸部淋巴結清除術，病理分期為 pT1N0M0。之後，患者定期在耳鼻喉科門診追蹤。

■ 第二個原發性小細胞癌

11 年後，在耳鼻喉科門診中，發現左頰皮瓣有 1.5*1.5 公分的腫塊，疑似左頰皮瓣局部復發。進行切片檢查，病

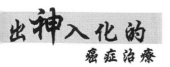

理報告顯示頰粘膜有輕度發育不良和疑似侵襲病灶，不能排除鄰近有分化良好鱗狀細胞癌的可能性（Sections show buccal mucosa with mild dysplasia and suspicious foci of invasion on frozen section. The possibility of an adjacent well differentiated squamous cell carcinoma cannot be excluded.）。正子造影掃描支持左頰復發病灶，但同時顯示雙側鎖骨上、縱隔和左肺門區有多發性淋巴結腫大，必須考慮第二個原發癌，包括小細胞肺癌，而非來自頭頸部癌症的多發轉移。

　　安排超音波引導的左側鎖骨上淋巴穿刺切片檢查，病理報告顯示小細胞癌（small cell carcinoma）。全身電腦斷層顯示雙側下頸區和縱隔有淋巴結腫大，但雙側肺部未見明顯結節。診斷為第二個原發性小細胞肺癌，侷限性疾病（limited disease）。

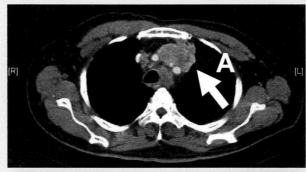

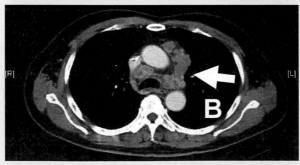

說明：電腦斷層顯示縱隔有淋巴結腫大（A、B），但雙側肺部未見明顯結節

　　我計畫先給予主要性同步化電療治療小細胞肺癌。如果小細胞肺癌有良好的反應，再考慮對左頰復發病灶進行拯救性切除。病患共接受 4 個療程的 cisplatin/etoposide 和 6000 cGy/30fx。治療期間發生第四級發燒性中性球減少症、放射性肺炎、和兩側聲帶麻痺，接受選擇性氣管切開術，都平安度過。電療後重新評估，頭頸部 MRI 認為是慢性齒源性感染而非局部復發，不再考慮手術。

■ 第三個復發性小細胞癌

　　又 4 年後，常規電腦斷層顯示左上肺胸膜有一個 2.7 公分結節，首先考慮為轉移瘤。正子造影掃描也支持左上肺癌復發，合併左肺胸膜轉移瘤。安排電腦斷層引導的胸膜切片以取得組織證據，病理證實轉移性小細胞肺癌。

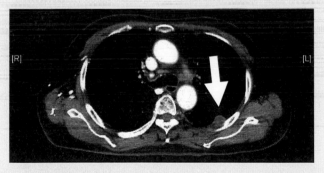

說明：電腦斷層顯示左上肺胸膜有一個 2.7 公分結節

　　我計畫給予拯救性同步化電療。因腎功能不佳，病患共接受 4 個療程的 carboplatin/etoposide 和 5000 cGy/10fx。治療期間又發生第四級發燒性中性球減少症、放射性肺炎、和吸入性肺炎，接受選擇性氣管切開術，都平安度過。

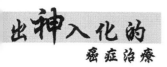

■ 第四個病因不明的肺腫瘤

再 3 年後，常規電腦斷層顯示左上肺有一個 2.2 公分結節，提示新的肺轉移，但也不能排除第三個原發性肺癌。正子造影掃描也支持左上肺癌，影像分期為 TxN0M0。安排電腦斷層引導穿刺切片，病理報告顯示異型增生（atypia）。我建議再次切片以確認病理診斷，胸腔外科醫師因為肺功能不佳，不建議楔形切除術，病患也拒絕再次切片。

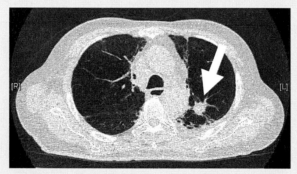

說明：電腦斷層顯示左上肺有一個 2.2 公分結節

雖然缺少病理學證據，影像學強烈懷疑是惡性腫瘤，我和家屬討論要立即治療，還是觀察 3 個月後再做一次影像學評估。家屬相信我的判斷，選擇立即治療，於是對新發現的左上肺腫瘤進行立體定位放射線治療（SBRT），總共 5000 cGy/10fx。

■ 第五個原發性下唇癌

就在同一年，才剛剛結束 SBRT，病患又發現下唇前方有至少 2*2 公分的外生性腫塊。經切片檢查診斷為鱗狀細胞癌（squamous cell carcinoma, SCC），分期檢查未發現遠

處轉移。病患接受左下唇腫瘤廣泛切除術暨右頸部淋巴結清除術，病理分期為 pT3N0M0。未再給予輔助性治療。

目前病患近 80 歲，未有癌症復發跡象。

病患有嚼檳榔和吸菸的習慣，這是導致頭頸部癌症和肺癌的危險因素。他先後有五個癌症的病史，他經歷了多次手術、化療和電療，並克服了多種併發症。

一般人都有以下的迷思：

■ 小細胞肺癌的預後很差？

大家普遍認為小細胞肺癌的預後極差，然而這位患者歷經兩次小細胞肺癌的同步化電療，被我一一治癒。

■ 多個原發性癌症的預後不佳？

人們通常認為患有多個原發性癌症的病患預後不佳，但這位患者前後共患有 5 個原發性或復發性癌症，被我一一解決。

■ 年紀越大的預後越差？

一般認為年紀越大，預後越差，然而這位患者在治療過程中雖然面臨多種致命的併發症，如中性球減少症、肺炎、聲帶麻痺等，被我一一克服。

作為主治醫師，我與病患相處了 20 多年，見證了他的堅強和勇敢，也見證了我的成長和進步。每次回診，我都會開玩笑地說，您不要再考驗我的能耐了。我對病患的治療過程和預後感到欣慰和自豪，也對病患的信任和支持感到感激和敬佩。

≫心得：想（預後），都是問題；做（預測），才是答案。

113

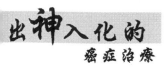

案例 23　無法切除的局部晚期食道癌得到長期控制

　　50 多歲男性，患者出現吞嚥困難持續 2 星期，胃鏡檢查發現食道中段有潰瘍性腫塊，切片檢查顯示為鱗狀細胞癌。胸部電腦斷層顯示氣管侵犯，分期為 T4bN2；正子造影掃描無遠處轉移跡象，分期為 TxN2M0。因食道阻塞，完全無法進食，施行經皮內視鏡下胃造口術，以維持營養。

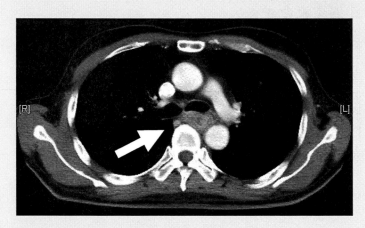

說明：電腦斷層顯示食道癌侵犯氣管

■ 主要性化電療

　　腫瘤侵犯氣管，屬於無法切除的疾病，先計畫主要性化電療。病患共接受 8 個療程的 paclitaxel ＋ carboplatin 和 5040 cGy/28fx。治療期間有咳血、胃造口出血等併發症，均得到控制。

■ 拯救性化電療

　　化電療後重新安排影像評估，仍有殘餘腫瘤，分期為 ycT4bN1M0，腫瘤侵犯氣管，仍然屬於無法切除的疾病。

於是計畫拯救性化電療。病患共接受 2 個療程的 5-FU + cisplatin 和 2000 cGy/10x。

■ 食道－支氣管瘻

　　病患在拯救性化電療後 2 個月，因嚴重咳嗽和大量痰液入院，發現食道腫瘤壞死並破裂至右肺，造成食道－支氣管瘻管（esophagobronchial fistula, T-E fistula）和肺膿瘍。原本安排置放食道支架，因病患不願在農曆新年前手術，要求出院。

■ 病情穩定

　　後續在門診定期影像追蹤，電腦斷層和正子造影均顯示有殘餘腫塊，但病情穩定。追蹤 4 年，病患仍依靠胃造口灌食，但生活狀況良好，看不出是末期食道癌病患。

　　患者接受了完整的化電療，雖然看似沒有達到根治的目的，但卻有效地控制了腫瘤的生長和局部症狀，並延長了存活期。患者在治療過程中出現了一些嚴重的併發症，如食道－支氣管瘻和肺膿瘍，雖然這些併發症對患者的生活品質和預後都有不利的影響，但是積極的內科處置也能得到控制。患者在拒絕食道支架置放後，仍能維持相對穩定的狀態，這可能與患者的個體差異和免疫力有關，也可能與化電療的長期效果有關。

　　我們都知道有食道－支氣管瘻的患者無法治癒，預後很差。然而癌症的「預後」是一個動態的概念，會隨著時間和治療的變化而變化。當下判定預後不佳，不表示未來就不佳，也不表示患者就沒有希望。身為醫師，應該幫助病患度過難關，提供準確和全面的癌症資訊，解釋預後的意義和不確定性，尊重病

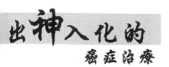

患的意願和價值觀，提供適當的治療建議和支持性照護，並與
病患建立良好的溝通和信任關係。

≫心得：只要是 MO 疾病，即使局部晚期看似不佳（預後），積
　　　　極治療（預測）仍然有希望。

案例 24　無法切除的局部晚期肉瘤得到長期控制

　　50 多歲男性，因右肩快速長大的腫瘤接受廣泛切除，
病理報告為高惡性度肉瘤。因為手術邊緣陽性，接受第二
次手術，病理報告未見殘餘腫瘤。

　　然而手術 4 個月後腫瘤又再復發，電腦斷層顯示 17 公
分的巨大肩部腫瘤並且往右側腋下延伸，完全無法接受廣
泛切除甚至減量手術，就算想施行截肢手術也不可能，轉
床至腫瘤科接受後續治療。

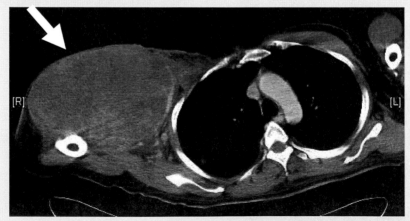

說明：電腦斷層顯示右肩前部巨大軟組織腫瘤，大小約 17
　　　公分，位於肱骨前方，延伸至腋窩

　　當我第一次見到他時，右肩的腫瘤幾乎像籃球一樣大，腫瘤重到病患根本無法翻身，一翻身可能就會骨折，導致病患只能平躺。我考慮先給予動脈化療，有兩個目的：其一、希望快速緩解病患症狀，改善生活品質；其二、希望腫瘤如果能夠縮小，可以手術切除。我給予動脈化療 cisplatin 100 mg/m2，腫瘤完全無動於衷，依舊無法手術切除。接著給予緩和性電療 3000 cGy/10fx，當然也起不了作用，腫瘤似乎仍再長大並且大量潰爛出血。我感到束手無策，判定病患來日不多，讓病患辦理病危出院。

　　不料 3 周後病患回診，自己從門口走進來，舉步輕盈，令我瞠目結舌。掀開衣服檢查，原本籃球一樣大的腫瘤幾乎完全消失，傷口也完全癒合。我恍然大悟，原來住院時的腫瘤潰爛出血並不是疾病惡化，而是腫瘤經過化療和電療以後產生快速反應的腫瘤壞死。我想既然反應這麼好，應該乘勝追擊，安排核磁共振打算施行廣泛切除。結果核磁共振完全看不到腫瘤，外科醫師說沒有腫瘤無法下手，只好繼續門診追蹤。

　　目前病患近 60 歲，未有癌症復發跡象。

　　患者是復發性局部晚期肉瘤，雖然「預後」不好，但是它是 M0 疾病，「預測」是給予前導性化療，視化療的反應再決定後續的做法：若化療反應良好，可以安排拯救性局部療法；若化療反應不佳，只能繼續緩和性化療。我們的治療決策有章有法，結果卻出乎意料之外。

　　患者家屬經常問我是否相信奇蹟，我通常會回答「是」，因為像我們這個案例就是一個奇蹟。但是奇蹟並不常見，這些情況僅能視為個案。你無法預測哪些患者會對治療產生良好反應，哪些患者則不會。最終，我們仍需根據患者最初的診斷和疾病

117

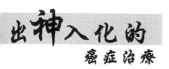

分期來做出治療決定，究竟應該採取積極性治療還是緩和性治療。如果你認為有奇蹟，即使病患已經發生轉移也應該拼到底，完全喪失疾病分期的意義，這不僅會浪費醫療資源，過度治療也會讓大多數的癌末患者無法平靜地走完最後的日子。

≫心得：癌症的「預後」是一個統計數字，讓你猶豫要不要治療；癌症的「預測」則是「當下」的個人判斷，決定你該不該治療。

3 從未來看現在 vs 從現在看未來

如果你只關注未來的結果，而不願付出現在的努力，這是預後的思維。

如果你抓住當下的機會，而不過度擔心未來的結果，這是預測的思維。

4 好人沒好報 vs 好人有好報

做好事可能會得到好報，也可能沒有好報。

如果你害怕沒有回報而不願意做好事，這是預後的心態。

如果你認為做好事是正確的，而不計較回報，這是預測的心態。

5 買彩票 vs 不買彩票

你覺得買彩票是預後還是預測？

118

如果你覺得中獎機率極低，所以不買，這是預後的選擇。

如果你覺得中獎機率極低，但還是有機會，這是預測的選擇。

6　算命 vs 易經

算命和易經是推測未來不同的方式，不可混為一談。

算命給你的是一個未來的結果，讓你根據它來決定現在要不要做某件事，關注的是結果的確定性，這是預後的方式。

易經給你的是一個變化的方向，讓你明白天地萬物的運行道理，順應自然的變化，調整自己的心態和行為，從而達到和諧與平衡，它關注的是過程的動態性和變通性，這是預測的方式。

7　人算不如天算 vs 盡人事聽天命

「人算不如天算」指人的計劃和安排，常常會因為天意或客觀條件的變化而受到干擾或破壞。有一種無奈和失望的感覺，有悔不當初的抱怨，有放馬後炮的懊惱，這是預後的心態。

「盡人事聽天命」指竭盡自己的力量去做，能否成功，則要看事情發展的情況。人們對於這句話，只重視後半句「聽天命」，而忽視前半句的「盡人事」。重點在於那個「盡」字，意味著要盡力去做該做的事情，不能放棄任何機會，但是有成功就成功，不成功就拉倒，那不是你能夠控制的。「盡人事」就是預測的精神。

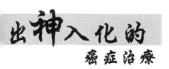

《漁樵問對》：知具六物者，人也。得魚與不得魚，天也

北宋理學大師邵雍有一篇《漁樵問對》，文章以一場看似平淡的對話，深刻地探討了人生的禍福、利害的道理。

> 樵者問漁者曰：「子以何道而得魚？」
>
> 漁者曰：「吾以六物具而得魚。六物者，竿也、綸也、浮也、沉也、鈎也、餌也。一不具，則魚不可得。然而六物具而不得魚者，非人也。六物具而不得魚者有焉，未有六物不具而得魚者也。是知具六物者，人也。得魚與不得魚，天也。六物不具而不得魚者，非天也，人也。」

大意是說，樵夫問漁夫怎樣才能夠把魚釣上來。漁夫說：「釣魚需要準備好必要的工具，這是人力可以做到的。如果工具齊全卻釣不到魚是天意，如果工具沒準備好，那就是人的問題。未盡人力則事不成。」

準備好工具就是「預測」，能不能釣到魚就是天意，有釣到就有釣到，沒釣到就拉倒，「不是看見希望才努力，是努力才能看見希望」，這正是「盡人事聽天命」的真諦。

《道德經》：聖人之道　為而不爭

《道德經》通篇大概只有五千多字，然而老子的「為」和「不為」卻讓許多人摸不著頭腦，認為他主張的「無為而治」過於消極。

　　我曾多次閱讀《道德經》，直到有一次讀到最後一章的最後一句話，我豁然開朗。原來老子早就在此總結了他的思想。最後一句話是：「聖人之道，為而不爭。」從這八個字中，我領悟到老子的意思其實是主張「為」的。這裡的「為」是順勢而為，「不為」是不妄為，所以老子的「為」是順應天道，是積極地去做，而不是不作為。「不爭」並不是不要，而是不強求，不爭輸贏，不爭功名，同樣也是有成功就成功，不成功就拉倒。「為而不爭」就是預測的態度。

《金剛經》：應無所住而生其心

　　很巧合的，《金剛經》全文只有約五千字，主要講述了「無我」、「無住」、「不動心」三個要義。這些觀念看似使人感到佛法冷漠無情，就像是木頭、石頭或植物一般沒有情感。

　　然而，若理解《道德經》所說的「無為」，就能更好地領悟《金剛經》中「是故須菩提！諸菩薩摩訶薩，應如是生清淨心；不應住色生心，不應住聲、香、味、觸、法生心，應無所住，而生其心。」這句話的意義。這裡的「住」即是「執著」，「無住」表示不執著於任何念頭或現象。所以《金剛經》教導我們要「生心」，去做應該做的事，不做不應該做的事；但要「無住」，不為自己的行為計較利害得失，不為自己的結果擔憂喜怒，有成功就成功，不成功就拉倒。

　　舉例而言，「住色佈施」就是在佈施的時候，心裡想著自己將來會得到什麼樣的福報，這是對「預後」的執著；「不住色佈施」則是在佈施的時候，生的是「預測」之心，生的是當下的善念，不執著於佈施後未來的結果。

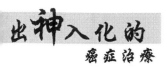

▌機器人成佛日

　　你是否曾經想過，機器人是否有靈性？它們是否能夠像人類一樣，通過修行和悟道，達到成佛的境界？這個問題可能聽起來很荒謬，但在科幻電影中，已經有不少作品探討了這個主題。例如，韓國電影《人類滅絕報告書》中，一個在寺院服務的機器人突然頓悟成佛，讓人類感受到危險，最終被逼自殺。

　　從佛教的角度來看，成佛的條件是要具備六根清淨，即眼、耳、鼻、舌、身、意六根不受外境的影響，能夠超脫生死輪迴，達到涅槃的境界。從這個角度來看，機器人似乎有一定的優勢，因為它們不像人類那樣有情感、欲望、執著等煩惱，也不受生老病死的限制，更容易達到無我、無住、不動心的境界。但是，這也可能是一種假像，因為機器人的行為和思維都是由人類設計和控制的，它們是否真的有自己的意識和智慧，是否真的能夠理解佛法的真義，還有待商榷。

為了證明我的觀點，我們可以舉兩個例子來分析：

■ AlphaGo

AlphaGo 是由 Google 旗下的 DeepMind 公司開發的人工智慧程式，能夠下圍棋。在 2016 年和 2017 年，它分別擊敗了人類職業圍棋高手李世石和柯潔。AlphaGo 有一個勝率曲線，只走勝率最保險的一步，並一路戰至終局，人工智慧一定會獲勝，因為人類無法像電腦一樣永不疲累。這種「只走勝率最保險的一步」的行為，就是預後的做法。

■ 電影《機械公敵》

電影講述了在 2035 年，機器人普遍服務於人類社會，但卻發生了一起機器人謀殺人類的案件，男主角警探負責調查，並

發現了一個驚人的陰謀。該片中的男主角極度討厭機器人，因為他曾經歷過一場車禍，當時一個 NS-4 型機器人選擇救他而不是另一個 12 歲的女孩，僅因為機器人判斷他的存活率更高。男主角認為這是一種冷酷無情的邏輯，他認為女孩的生命更有價值，而機器人卻無法理解這一點。這種「救存活率更高者」的行為，就是預後的做法。

綜上所述，我們可以得出一個結論：雖然機器人可能具有無我、無住的特質，但它們生的是「預後之心」；《金剛經》教導我們生的是「預測之心」。機器人的「預後之心」與成佛的「預測之心」背道而馳。儘管它們的思維邏輯高效，但始終有個「缺陷」：無法真正理解生命的意義和價值，無法超越演算法束縛去追求更高的人生覺醒，因此，我認為機器人尚未能夠達到成佛的境界。

最後，聽到這裡，我的兒子冒出一句話：「如果機器人買彩票，就是成佛日」。哈！孺子可教也。

▌Just do it

「預測」意味著不必擔心未來的結果，只要現在有機會，就去做。相對地，「預後」則專注於未來的結果，如果看起來不理想，就會放棄不做。

「預測」和「預後」不僅是醫學名詞，更是一種生活哲學。「預後」可能會影響你的決策，但是「預測」才決定你的行動。《漁樵問對》、《道德經》和《金剛經》都教我們要用「預測」的方式來選擇自己的生活，而不是用「預後」。不要被未來的事情困住了，要抓住現在的機會，盡力去做，不要強求結果，有成功就成功，不成功就拉倒，這就是聖人之道，也是「預測」的精神。用一句著名的廣告詞來說，就是「Just do it」。

三、術－腫瘤界最重要的五個字：主要性、前導性、輔助性、拯救性、緩和性

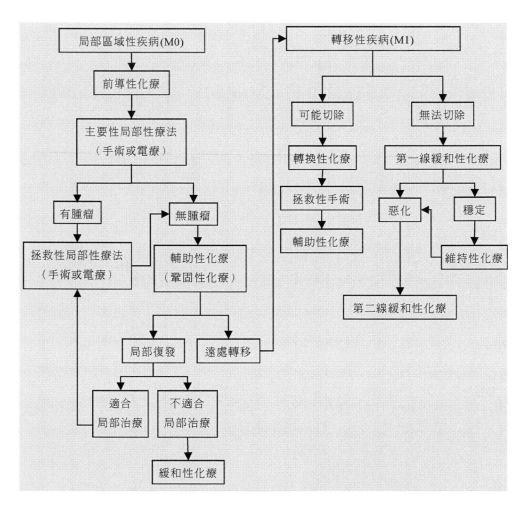

說明：這個圖表在解釋化學治療在每個情況下的「目的」，讀
　　　完下面文章就可一目瞭然

▌重要觀念

　　癌症的診斷和治療需要經過一系列的步驟，這些步驟可以用《道德經》中的一句話來概括：「道生一，一生二，二生三，三生萬物」。

　　「道生一」就是要確定有沒有癌症，這需要通過症狀、理學檢查、影像學和病理學等方法來診斷。如果診斷為癌症，就要進入下一個階段。

　　「一生二」就是要確定癌症的分期，也就是癌細胞的擴散程度。分期的方法有很多種，常用的是 TNM 分期法。分期的目的是為了制定合適的治療方案，並評估治癒的可能性。也就是要確定無轉移（M0）或是有轉移（M1）這兩種截然不同的情況。

　　「二生三」就是要確定癌症的治療目標和策略。治療目標可以分為治癒性和緩和性：一個癌症病患如果要能治癒，在疾病分期上一定是屬於局部性疾病（M0），如果是轉移性疾病（M1）就無法治癒。治癒性的目的是要完全消滅癌細胞，緩和性的目的是要控制癌細胞的生長，減輕症狀，提高生活品質。治療策略要從『局部控制』和『遠處轉移控制』這兩個層面分開考量。局部控制做得再好，也不保證不會發生遠處轉移，必須考慮在施行局部治療當時就已經全身四竄的微量轉移，加強遠處轉移控制，才有治癒的機會。我們可以用「**主要性（primary）、前導性（induction）、輔助性（adjuvant）、拯救性（salvage）、緩和性（palliative）**」這五個字來描述癌症治療的目的和策略，它們適用於所有的治療手段。了解這五個字，你就能更清楚地制定和評估癌症治療方案，提高治療的效果和預後；否則，你只是個醫匠。

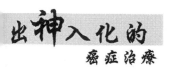

　　「三生萬物」就是要執行癌症治療手段的各種工具。局部控制要靠局部性治療（手術、電療、栓塞、酒精注射、電燒、冷凍、雷射、微波、海扶刀…），遠處轉移控制要靠全身性治療（化療、荷爾蒙、標靶、免疫…），兩者相輔相乘。

▎治療手段的目的

　　任何治療手段都有五個目的：「主要性（primary）、前導性（induction）、輔助性（adjuvant）、拯救性（salvage）、緩和性（palliative）」。同步性（concurrent）只是前面五種目的的延伸。

1. 主要性治療（primary）

2. 前導性治療（induction = neo-adjuvant）

 ■ 轉換性化療（conversion chemotherapy）

3. 輔助性治療（adjuvant）

 ■ 鞏固性化療（consolidation chemotherapy）

 ■ 維持性化療（maintenance chemotherapy）

4. 拯救性治療（salvage）

5. 緩和性治療（palliative）

 ■ 維持性化療（maintenance chemotherapy）

6. 同步性化療（concurrent chemotherapy）

▎腫瘤治療，誰是主角？誰是配角？誰是導演？

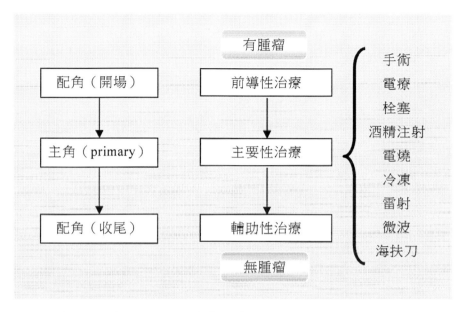

說明：先開場（前導性治療），接著主角上場（主要性治療），
　　　最後安可曲收尾（輔助性治療）

　　癌症治療的過程就像一場戲。健保局是出資的老闆，而病
患的病情就是劇本，有好劇本（M0）和爛劇本（M1）之分。腫
瘤科醫師是導演，他們根據劇本挑選最佳男主角、女主角、配
角，然後考慮到戲劇的整體表現決定出場順序。

　　一場戲可以完全沒有配角，但是一定要有主角。有主角就
可以唱獨腳戲，貫穿全場，完全不需要配角，這個主角就是主
要性治療。主角出場前如果有配角開場，為氣氛帶來活力，可
以讓主角更容易發揮，這個開場的配角就是前導性治療。主角
唱完戲後，可以直接謝幕，但如果有個配角唱安可曲，可以讓
整齣戲更完美，這個收尾的配角就是輔助性治療。

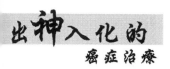

配角的存在可以豐富整部戲劇，烘托主角的表演。但是要記住，配角再厲害、再突出，它還是配角，頂多是很搶戲份的配角，不可以喧賓奪主。

主要性治療

主要性治療就是主角，只有它上場，病患才能期待治癒。在癌症治療中，誰是主角？

1 首先要來了解血液科和腫瘤科有何不同？

- 血液科：無實體（hematological）
  主角：全身性治療（化療、標靶、免疫、細胞）。
  配角：局部性治療

- 腫瘤科：有實體（solid）
  主角：局部性治療（手術、電療、電燒、……）。
  配角：全身性治療

說明：血液科和腫瘤有不同的主角和配角

- 血液科的癌症無實體

血液科的癌症無實體，屬於全身性疾病，全身性治療就是主角（primary），只有透過全身性治療，才有可能根治。它可能會搭配其它局部性治療（配角）來加強療效。儘管在某些情況下可能會觀察到漿細胞瘤或淋巴瘤的實體存在，但它們仍然是全身性疾病。如果全身性治療不出場，只靠局部性治療不能根治。

■ 腫瘤科的癌症有實體

　　腫瘤科的癌症有實體，屬於局部性疾病，局部性治療就是主角（primary），只有透過局部性治療，才有可能根治。它可能會搭配其它全身性治療（配角）來加強療效。如果局部性治療不出場，只靠全身性治療不能根治。

■ 腫瘤科的轉移性疾病 ≠ 血液科的全身性疾病

　　一樣是癌症，血液科和腫瘤科的觀念卻是天壤之別。一定要搞清楚，「**腫瘤科的轉移性疾病不等於血液科的全身性疾病**」；如果沒有搞清楚，你會把腫瘤科的轉移性疾病當成血液科的全身性疾病來治療，妄想利用血液科的手段，也就是高劑量化療和骨髓移植來根治病人。實際上，一旦實體腫瘤被診斷為 M1，就不可能根治，就只能緩解。

2 腫瘤科的主要性治療

　　局部性癌症（M0）才有治癒的機會，轉移性癌症（M1）沒有治癒的機會，這是疾病分期的目的。局部性癌症必須給予局部性治療，傳統上的局部性治療只有兩招：手術切除和放射線療法。

■ 主要性手術

絕大多數的場合，手術切除是根治腫瘤的主要手段，此時就是主要性手術。

■ 主要性電療

病患如果是局部性癌症卻不適合手術，例如鼻咽癌或計劃保留器官的頭頸癌，必須以電療來取代手術，此時電療就是主要性電療。

■ 主要性化療

血液科的三大癌症（白血病、淋巴瘤、多發性骨髓瘤）都是以全身性治療做為主要性治療。化療在腫瘤科的癌症通常扮演配角。有沒有哪一些癌症是以化療做為主要性治療呢？腫瘤科只有兩種實體腫瘤以化學治療做為主要性治療：一個是生殖細胞癌，一個是小細胞肺癌。

◆ 生殖細胞癌

或許會搭配手術和電療，但是化療一定要出場，化療就是主角。

◆ 小細胞肺癌

必須給予同步化電療（CCRT），雖然化療和電療併用，但此時化療並不是配角，它和電療有同樣根治性的效果，是最佳男女主角。

拯救性治療 vs 緩和性治療

	使用時機	目的	醫師態度
拯救性治療	主要性治療失敗時，還有治癒的機會	以治癒疾病為目標	積極
緩和性治療	主要性治療失敗時，沒有治癒的機會	以緩解症狀為目標	緩和

1 主角失敗後的拯救性治療：「治癒」疾病為目標

　　「拯救」一詞指的是主要性治療（primary）失敗後的補救措施。當主要性治療失敗後，我們必須重新評估病情。如果仍存在治癒的機會（rcM0），我們會派第二主角上場，第二主角就是拯救性治療。總之，各種局部性治療（手術、電療、栓塞、酒精注射、電燒、冷凍、雷射、微波、海扶刀等）的緊密配合可以將局部控制做到最大化。

　　注意的是，第一次的治癒性治療才是主要性治療，隨後不管復發幾次，都稱為拯救性治療。

■ 拯救性手術

　　當手術切除或電療後還有殘餘腫瘤或是局部復發，仍可以考慮再次手術切除腫瘤的話，此時手術就是拯救性手術。

■ 拯救性電療

　　當手術切除或電療後還有殘餘腫瘤或是局部復發，仍可以考慮再次電療照射腫瘤的話，此時電療就是拯救性電療。

■ 拯救性化療

　　當以化療做為主角的生殖細胞癌和小細胞肺癌復發時，仍可以考慮再次化療殺死腫瘤的話，此時化療就是拯救性化療。

2 主角失敗後的緩和性治療：「緩和」症狀為目標

　　主要性治療後失敗，如果沒有治癒的機會（rcM1），就是緩和性治療。

131

■ 緩和性手術

不可能根治的病患給予手術切除腫瘤來緩解症狀，此時手術就是緩和性手術。

■ 緩和性電療

不可能根治的病患給予電療來緩解症狀，此時電療就是緩和性電療。

■ 緩和性化療

不可能根治的病患給予化療來緩解症狀，此時化療就是緩和性化療。

3 「治癒」疾病和「緩和」症狀有什麼不同？

雖然疾病復發一定比初次診斷的疾病更難治療，拯救性治療的原則和主要性治療的原則是一樣的，以「治癒疾病」為目標，就要將腫瘤完全剷除乾淨，不但要切除原發腫瘤（T）、淋巴結廓清術（N）、甚至要切除轉移（M）（只針對大腸直腸癌肝轉移或肉瘤肺轉移），就是除惡務盡，朝治癒方向進行。

緩和性治療以「緩和症狀」為目標。既然目標是要緩解症狀，不一定治療腫瘤本身，譬如腫瘤造成的疼痛，利用手術、電療、或化療縮小腫瘤都可以減少疼痛，就稱為緩和性手術、緩和性電療、或緩和性化療；但是我們也可以單純給予嗎啡就能達到止痛的效果。又譬如腫瘤造成的阻塞，只要切除引起症狀的腫瘤部分，甚至不涉及腫瘤部分，只做繞道手術。更進一步來說，如果病人診斷轉移，卻沒有任何症狀，我們也不需要立即給予任何處置，這就是緩和性療法的真諦。

案例 25　主要性手術 ＋ 拯救性手術

　　有一位肝癌病患共接受過四次肝切除，他能接受四次肝切除當然是因為四次疾病分期都沒有發現轉移。第一次肝切除當然稱為主要性肝切除（primary hepatectomy），只要復發以後的手術都算是拯救性肝切除(salvage hepatectomy)。

案例 26　主要性電療 ＋ 拯救性電療或拯救性手術

　　鼻咽癌的局部治療是放射線治療，所以第一次接受放射線治療就稱為主要性電療（primary radiotherapy）。一旦鼻咽癌復發，可以再給予第二次電療，就稱為拯救性電療（ salvage radiotherapy ）；或者病患不適合再次電療，可以安排拯救性手術（ salvage surgery ）。

案例 27　緩和性化療

　　50 多歲男性，主訴胃有不適，一診斷就是胃癌，電腦斷層分期就已經顯示腹膜轉移。以我的原則而言，只要病患沒有阻塞或出血等症狀，就可以直接安排緩和性化療。然而外科醫師執意開刀，不但切除原發腫瘤、區域淋巴、連脾臟都切了，實在是盡心盡力。但是這麼大範圍的手術使得病患體力一直無法恢復，營養攝取很差，開刀後沒有幾個月就惡化，給予緩和性化療也沒反應，不到半年就往生了。

　　轉移性胃癌不可能治癒，我認為應該直接給予和性化療。然而，外科醫師執意施行大範圍的主要性手術，這個就是不懂治療的目標。

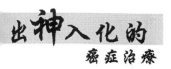

案例 28　一個複雜的女性案例，涉及多種癌症和治療方式

　　40 多歲女性，第一次發病時，被診斷為右側乳癌，病理分期為 pT1N0M0。病患接受**主要性**乳房保留手術、**輔助性**電療、和五年**輔助性** tamoxifen。

　　20 多年後第二次發病，病患在先前的乳房切除部位發現了纖維化，內側緣位於腋窩緣處。外科醫師施行切除性切片（excisional biopsy），病理報告為硬纖維瘤型纖維瘤病（desmoid-type fibromatosis）。外科醫師施行**主要性**廣泛切除手術，病理報告為右側胸壁纖維肉瘤（fibrosarcoma with undifferentiated component），在深部手術邊緣呈陽性，病理分期為 pT1N0。手術後給予**拯救性**電療 70 Gy/35fx。

　　又 2 年後第三次發病，發現右側胸壁局部復發腫瘤，大小約 3 公分，位於先前切口的內側。再次接受了**拯救性**廣泛切除手術，手術邊緣呈陰性，建議觀察，不需要進一步**輔助性**治療。

　　再 3 年後第四次發病，又發現右側胸壁局部復發腫瘤。再次接受了**拯救性**廣泛切除手術，但發現深部切緣局部有腫瘤細胞殘留。因為已經達到了局部最大耐受劑量，我們沒有安排**拯救性**電療。

　　幸運地，病患目前已經 70 多歲，無局部復發或遠處轉移跡象。

　　病患在 30 多年的期間經歷多次的手術和電療，不論是主要性或是拯救性，都是以治癒為目的。如果你能夠看出這些治療的差異和意義，你就是一個癌症專家。

前導性治療 vs 輔助性治療

　　再一次重申，局部性疾病的病人才有治癒的機會，而局部性疾病的標準處置只有手術切除和放射線療法而已，化學治療完全是配角。在主要性治療以前所做的就是前導性治療，而在主要性治療以後所做的就是輔助性治療。

類型	使用時機	特色	目的	醫師態度
前導性治療	主要性治療以前	有腫瘤	減少局部腫瘤	積極
輔助性治療	主要性治療以後	無腫瘤	減少遠處轉移	積極

1 前導性治療：在主要性治療以前的配角

■ 前導性手術：不建議

前導性手術是為了後面的主要性治療（此時大多是電療）做準備，因此前導性手術就是一種減量手術（debulking surgery）。實體腫瘤不應該施行減量手術，然後把殘餘病灶推給電療或化療來收拾。如果手術前的疾病分期判定難以切除乾淨，應該先嘗試前導性電療和／或前導性化療。

例外：腦癌和卵巢癌可以施行減量手術，但不再此詳細討論。

■ 前導性電療

在主要性手術以前先給予電療，使局部腫瘤縮小，此時電療就是前導性電療，常見的有食道癌和直腸癌。

■ 前導性化療

在主要性治療前施行的化療稱為前導性化療。為什麼在主要治療前要施行化療呢？主要有以下四個目的：（1）減少局部腫瘤體積，使手術更容易進行；（2）減少遠處轉移；（3）評估腫瘤對化療的反應；（4）對註定會快速發生遠處轉移的患者避免不必要的手術。

雖然有許多好處，但適用前導性化療的時機相對較少。為什麼呢？因為治療癌症需要考慮局部復發和遠處轉移兩個方面，而這兩者雖有關聯但又各自獨立。前導性化療可以使手術變得較容易，增加局部控制；但若只是為了減少遠處轉移，則在手術前或手術後施行化療都能達到同樣的效果，因此並不急於在手術前施行化療。除非是無法進行直接手術的晚期局部病例，因此前導性化療的效用有限。

第三個目的是評估腫瘤對化療的反應，這與輔助性化療截然不同。理論上，施行前導性化療後可立即評估腫瘤反應：若效果良好，則手術後可繼續使用藥物；若效果不佳，則應立即停止或更換藥物。相反地，輔助性化療無法立即評估反應率，因此一旦設定了 6 個療程或半年的治療計劃，就需按計劃執行，無法隨時中止。然而在臨床實踐中，前導性化療只有「預後」的效果，而沒有「預測」的作用。換句話說，前導性化療後組織學反應不良的病患預後不佳，即使手術後更改化療處方也不會改善預後。這點與根據細菌培養結果調整抗生素用法的方式大相徑庭。

第四個目的是使病患的自然病史更清晰。許多病患在手術後不久即發生遠處轉移，因當時的微量轉移不足以被偵測到。施行 3 至 4 個月的前導性化療可以使微量轉移更加明顯，從而幫助病患避免不必要的廣泛手術。常見的有胰臟癌。

2 輔助性治療：在主要性治療以後的配角

當主要性治療以後，局部沒有任何殘餘腫瘤（margin-）才算是輔助性治療。

■ 輔助性手術（鞏固性手術）：不建議

當主要性治療（此時大多是電療）已經使腫瘤達到臨床性完全反應（cCR），不代表達到病理性完全反應（pCR）。如果擔心看不見的微量腫瘤殘餘在原發病灶，考慮手術將原發病灶完全切除，此時就是輔助性手術。（註：我認為稱為鞏固性手術更適合）。

目前在主要性電療後如果病情穩定，建議採取觀察策略，等到有疾病惡化再採取拯救性手術；而不建議採取輔助性手術。

■ 輔助性電療

在主要性治療以後，可能局部還殘餘有顯微鏡下看不見的微量腫瘤，為了加強局部控制而給予電療，此時電療就是輔助性電療。

■ 輔助性化療

輔助性化療是在主要治療後給予的化療，目的是消除微量轉移（micrometastases），從而加強全身控制。

輔助性化療的理論基礎來自於，即使局部治療切除了可見的腫瘤和淋巴結，仍可能有未被偵測到的癌細胞殘留。手術後不久的復發通常不是新生的癌細胞，而是手術時已存在但未被偵測到的微量轉移所致。

這強調了外科手術的關鍵作用，化療僅能輔助提高治療成效，不能取代徹底的手術切除。輔助性化療的前提是手術已完全

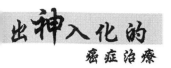

切除腫瘤，若手術未能完全清除（margin＋），則不屬於輔助性化療。

輔助性化療的效果評估較為困難，因為缺乏可見的腫瘤來衡量反應率，只能通過無病存活期（disease-free survival）和整體存活期（overall survival）來評估。輔助性化療的實施基於國際研究成果，其效果以病人復發速度為指標，復發慢表明治療有效，反之則否。

▌轉換性化療：前導性化療的變型

	使用時機	目的	醫師態度
前導性化療	局部晚期疾病(cM0)	使得一開始無法手術切除的局部晚期疾病變成可以手術切除	積極
轉換性化療	大腸直腸癌肝轉移(cM1)	使得一開始無法手術切除的肝轉移變成可以手術切除	積極
	肉瘤肺轉移(cM1)	使得一開始無法手術切除的肺轉移變成可以手術切除	積極

　　轉換性化療是最近興起的名詞，建立在化學治療進步的基礎上，它事實上就是一種前導性化療，只是前者用於 M1，後者用於 M0，都是根治的目的。

　　前面提過，轉移就不會根治，怎麼會先做化療再積極手術呢？所以目前轉換性化療這個名詞僅用於大腸直腸癌的肝轉移，因為積極切除大腸直腸癌的肝轉移可以根治。以此類推，雖然文獻未曾提及，轉換性化療也可以用於肉瘤的肺轉移。

鞏固性化療：輔助性化療的變型

鞏固性化療和輔助性化療很類似，都是在主要性治療後加強療效的作法，只是主要性治療的方式不同。

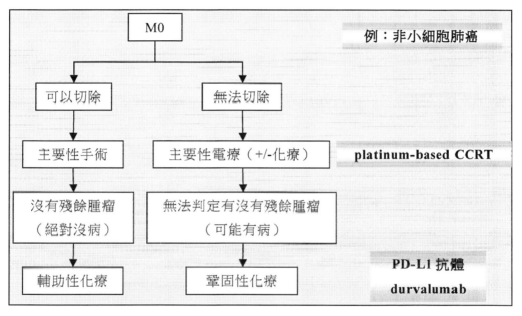

說明：主要性手術後是輔助性化療；主要性電療是鞏固性化療

主要性手術後沒有任何殘餘腫瘤，給予輔助性療法。主要性電療後無法判定還有沒有殘餘腫瘤，只能說臨床沒有惡化（not cPD），可能有或沒有殘餘腫瘤，這時給予鞏固性化療。

最好的例子就是無法切除的 III 期非小細胞肺癌，在至少兩個療程的 platinum 為基礎的化電療後仍無惡化的患者，給予鞏固性 PD-L1 抗體 durvalumab。

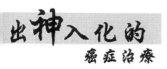

維持性化療：輔助性化療和緩和性化療的變型

維持性化療是近年來興起的概念，建立在全身性治療進步的基礎上，旨在延長化療使用期間並降低毒性。它可以是治癒性的，也可以是緩和性的。

1 治癒性：在輔助性化療後的維持性化療

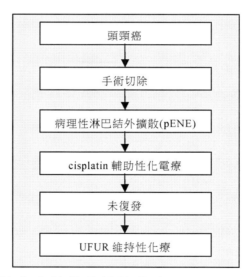

說明：在輔助性化療後的維持性化療

對於切除的頭頸鱗狀細胞癌，具有病理學證實的淋巴結外擴散（pathologic extranodal extension, pENE）和／或手術邊緣陽性的患者，目前的標準做法是 cisplatin 為基礎的輔助性化電療（adjuvant CCRT）。然而，pENE 的患者隨後發生遠處轉移的機會仍然很大，為了降低遠處轉移的風險，建議繼續給予口服UFUR 做為維持性化療（maintenance UFUR）。事實上，它就是輔助性化療的延伸。

2　緩和性：在緩和性化療後的維持性化療

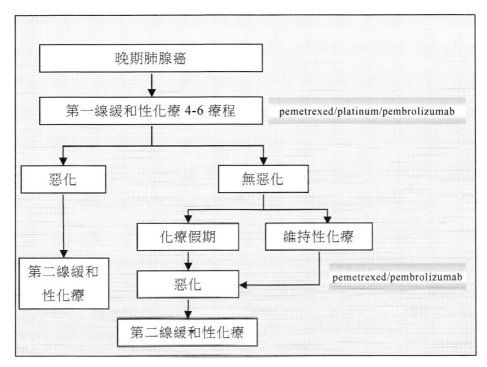

說明：在緩和性化療後的維持性化療

以往第一線緩和性化療建議給予 4-6 次或是半年左右的療程，之後暫停化療，讓病患有休息的機會，稱為化療假期（chemotherapy holiday），因為以往的研究認為更長時間的化療不會改善存活，反而帶來毒性影響生活品質。這幾年由於化療藥物、標靶藥物、免疫藥物的療效越來越好而毒性越來越小，大家又開始研究在第一線緩和性化療以後，繼續給予全身性療法以延緩病患的惡化，稱為維持性療法。

最常見的例子就是肺腺癌。第一線給予雙藥化療（pemetrexed + platinum）併用 pembrolizumab，在最初的 4 個

療程以後沒有疾病惡化的情況下，停用毒性較大的 platinum，繼續給予毒性較小的 pemetrexed 和 pembrolizumab，直到疾病惡化或出現無法接受的毒性。

　　維持性療法已被證明可以延長肺癌患者的無惡化存活和整體存活，但是對於其它癌症仍在積極研究中。因為維持性化療針對的是無法治癒的族群，目前多數醫師同意化療假期，給予病患有休養生息的機會，等到疾病惡化再開始第二線化療。

同步性化療

　　同步性化療是跟誰「同步」？當然是跟主角同步，而在絕大多數的情況下，是跟放射線療法同步，也就是同步性化電療（CCRT）。所以同步性化療的目的取決於放射線療法的目的：如果放射線療法的目的是「前導性」，化療的目的就是「前導性」；如果放射線療法的目的是「輔助性」，化療的目的就是「輔助性」，依此類推。

　　要注意的是，化療雖然可以減少遠處轉移，但是當它與放射線療法併用時，主要是為了加強局部控制，而不是減少遠處轉移，因為為了減低併用時的毒性，往往無法給予化療的標準劑量，犧牲它減少遠處轉移的能力。

案例 29 綜合運用

　　10 多歲男性，因右膝外側疼痛持續 3 個月到某醫學中心骨科求治。右膝 X 光顯示近心端腓骨有造骨性和蝕骨性病變以及大量骨膜反應，懷疑是骨髓炎或是骨腫瘤。骨科醫師施行骨頭切片檢查，病理報告為典型骨肉瘤（conventional osteosarcoma）。胸部電腦斷層無遠處轉移現

象。腫瘤科醫師先給予 3 個療程**前導性化療** cisplatin／doxorubicin，接著施行**主要性手術**切除骨腫瘤。病理報告顯示手術邊緣乾淨（margin -），手術邊緣僅有 0.1 公分。依照計畫，手術後再給予 3 個療程**輔助性化療**，並且密切追蹤。

　　手術後過 7 個月第一次局部復發，電腦斷層估計腫瘤 8.4*3.3*3.1 公分，骨科醫師施行**拯救性手術**切除骨腫瘤。病理報告顯示手術邊緣乾淨（margin -），手術邊緣僅有 0.1 公分。連續兩次手術邊緣僅有 0.1 公分，儘管再次復發的機會很高，卻不是化療或是電療可以彌補的。手術後暫不給予**輔助性療法**。

　　手術後又 3 個月第二次局部復發，腫瘤科醫師建議**拯救性截肢手術**以絕後患，骨科醫師施行**拯救性肢體保留手術**，病理報告顯示手術邊緣不乾淨（margin +）。儘管骨肉瘤有放射線抗性，只得趕緊安排**拯救性電療**照射 6000 cGy/20 fx 以加強局部控制。

　　手術後再 7 個月第三次局部復發，核磁共振顯示腫瘤延伸 17.9 公分，無遠處轉移現象。腫瘤科醫師告訴病患及家屬**拯救性截肢手術**是唯一治癒性的選擇，病患及家屬也做好心理準備。不料骨科醫師仍施行**拯救性肢體保留手術**。雖然病理報告顯示手術邊緣乾淨（margin -），手術邊緣僅有 0.1 公分，你覺得第四次復發的機會有多高？手術後傷口癒合不良，無法給予**輔助性化療**。

　　手術後僅 6 個月第四次局部復發且有兩側肺轉移，因肺轉移範圍太大無法手術切除，只能給予**緩和性化療**。

　　這是一個病患的完整臨床病程，他經歷了無數次的手術、電療、和化療，然而每次的治療目的都不同。如果你能夠看出這些治療的差異和意義，那麼你就是一個癌症專家。

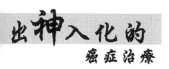

腫瘤科和血液科的化療名詞解析

　　腫瘤科和血液科都是治療癌症的專科，但是它們的化療名詞卻有很多不同，這讓很多初學者感到困惑。例如，「induction」和「neo-adjuvant」這兩個單詞在腫瘤科中都意味著「前導性」，但在血液科中僅有「induction」使用，但是它們有不同的意義和用法。那麼，「鞏固性化療」又是什麼呢？這些專有名詞到底代表什麼？我們來一一解釋。

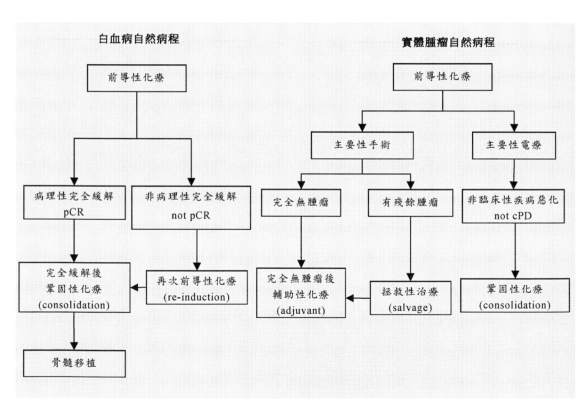

說明：腫瘤科和血液科的化療名詞解析

首先要了解「induction」和「neo-adjuvant」在腫瘤科的意義完全一樣，都是「前導性」，但是「neo-adjuvant」這個單字則完全不用於血液科。

其次，要了解的是病理性完全緩解（pCR）就是顯微鏡下腫瘤完全被消滅了。白血病透過前導性化療就要達到 pCR，也就是血液或骨髓中沒有癌細胞的存在；而實體腫瘤在前導性化療以後，還要透過局部治療（手術或電療）才能達到 pCR。所以血液科的前導性化療和腫瘤科的前導性化療是完全不一樣的意義。我們可以看出，血液科的「前導性（induction）」化療，其實相當於腫瘤科的「主要性（primary）」化療。

再其次，我們要了解「鞏固性化療」和「輔助性化療」這兩個名詞。白血病在完全緩解以後給予「鞏固性化療」，實體腫瘤在完全無腫瘤以後給予「輔助性化療」，它們就是一樣的意義。相反地，實體腫瘤在主要性電療以後沒有惡化的患者給予「鞏固性化療」，與白血病用於完全緩解以後的「鞏固性化療」，是完全不一樣的意義。

最後，我們要了解「再次前導性化療（re-induction）」和「拯救性治療（salvage）」這兩個名詞。對於白血病患者，如果沒有達到 pCR，就會進行「再次前導性化療（re-induction）」；對於有殘餘腫瘤的實體腫瘤患者，則會進行「拯救性治療（salvage）」；這兩者的意義是相同的。

▌結語

　　癌症治療是一個錯綜複雜的過程，需要醫師對疾病的本質
和階段性有透徹的理解，才能因應制宜地制定最佳的治療策略。
在這個過程中，「主要性（primary）、前導性（induction）、輔助
性（adjuvant）、拯救性（salvage）、緩和性（palliative）」這五個
字正是把握癌症治療關鍵的指南。

　　對病人適當疾病分期，依照疾病分期訂定治癒性或緩和性
的治療目標，用這五個字來靈活運用治療手段，才是執行癌症
治療的醫師應有的態度；否則，你只是個醫匠。

四、器－局部性療法的類型

▌核心理念

　　癌症治療有一個十分重要的觀念，如果搞不清楚這個觀念，將無法達到最大的療效。這個觀念就是癌症治療要將「局部控制」和「遠處轉移控制」這兩個層面分開考量。局部控制要靠局部治療，遠處轉移控制要靠全身治療，這兩者不僅相互補充，更是相輔相成。局部控制做得再好，也不保證不會發生遠處轉移，必須考慮在施行局部治療當時就已經全身四竄的微量轉移（micrometastases），同時加強遠處轉移控制，才有根治的機會。

▌局部治療方式

　　癌症治療策略可分為兩大類：局部性治療（包括手術、電療、栓塞、酒精注射、電燒、冷凍治療、雷射、微波治療、海扶刀等）與全身性治療（如化療、荷爾蒙治療、標靶治療、免疫治療、細胞療法等）。根據疾病的分期，一個癌症病患如果要能根治，在疾病分期上一定是屬於局部性疾病（M0），如果是轉移性疾病（M1）就無法根治。既然是局部性疾病，就要用局部治療將腫瘤剷除，所以手術切除絕對是首選。然而有時候原發腫瘤太大或區域淋巴轉移(局部晚期)、手術切除邊緣不乾淨、或者病患因內科問題或年齡因素根本無法接受手術，放射線治療就必須出場補救。總之，手術切除和放射線治療的緊密配合可以將局部控制做到最大化。

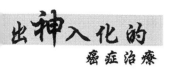

手術治療的基本原則

　　即使腫瘤科醫師通常不直接進行手術，了解手術切除的基本原則仍然至關重要。TNM 分期系統不僅用於癌症分期，它也提供了手術治療的指導。

T（原發腫瘤）	■ 診斷性切片（diagnostic biopsy） 　◆ 切除性切片（excisional biopsy） 　◆ 切開性切片（incisional biopsy） ■ 治癒性切除（therapeutic resection） 　◆ 邊緣性切除（marginal resection） 　　● R0 切除（無殘餘腫瘤） 　　● R1 切除（顯微鏡下殘餘腫瘤） 　　● R2 切除（肉眼可見殘餘腫瘤） 　◆ 廣泛性切除（wide resection） 　◆ 根除性切除（radical resection）
N（區域淋巴）	■ 分期性淋巴切片（staging lymph node biopsy） 　◆ 淋巴取樣（lymph node sampling） ■ 治癒性淋巴結廓清術 　◆ 選擇性淋巴結廓清術（elective lymph node dissecion） 　◆ 根除性淋巴結廓清術（radical lymph node dissecion） 　◆ 前哨性淋巴結切片（sentinel lymph node biopsy）
M（遠處轉移）	■ 大腸直腸癌肝轉移 ■ 肉瘤肺轉移

1　診斷性切片

- 切除性切片（excisional biopsy）：適用於直徑小於 3 公分的腫瘤。

- 切開性切片（incisional biopsy）：適用於直徑大於 3 公分的腫瘤。

強調的是，即使切除性切片切除了腫瘤，切除性切片的目的就是為了診斷，而不是為了治癒。

2　原發腫瘤的完全切除

原發腫瘤手術切除類型定義有三種：

- R0 切除：完全切除所有可見的腫瘤，並且手術切除邊緣無殘餘癌細胞

- R1 切除：有顯微鏡可見的殘餘病灶（microscopic residual disease）

- R2 切除：有肉眼可見的殘餘病灶（gross residual disease）

既然要開刀，一定要達到 R0 切除的要求，不能留下任何可疑病灶。因為看得到的腫瘤至少有 1 公分的大小，至少有 10^9 個癌細胞，只要有任何癌細胞殘存，經過幾次腫瘤倍增時間（tumor doubling time）就長得很大了。所以在病理報告上一定要看到「手術切除邊緣陰性（surgical margin negative）」。

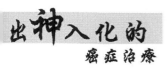

3 切除腫瘤週邊正常組織：最低要求是廣泛性切除

正常組織的切除範圍有三種：

■ 邊緣性切除：僅移除腫瘤本身

■ 廣泛性切除：移除腫瘤及其周邊正常組織

■ 根除性切除：移除腫瘤所在位置的整個組織

切除腫瘤時，一般是以一次就完整切下整個腫瘤為原則，稱為整塊切除（en bloc resection）。如果分多次切除，將腫瘤一塊一塊切下（piecemeal resection），容易造成腫瘤擴散轉移。

邊緣性切除為了保留重要功能，只貼著腫瘤的邊緣將腫瘤切除，很可能切除不乾淨。廣泛性切除不但切除腫瘤本身，也要切除腫瘤週邊的正常組織，至於要切除幾公分的正常組織，則依照個別疾病所發生的部位有所不同。為什麼要犧牲幾公分的正常組織呢？同樣的道理，「肉眼看不到腫瘤不表示沒有腫瘤細胞存在」，為了安全起見，必須犧牲一部分的正常組織。既然要開刀，至少要達到廣泛性切除的要求，最好在病理報告上能看到手術切除邊緣大於 1 公分以上，萬一病理報告說「邊緣緊靠（margin close）」或「邊緣只有幾毫米」，那復發的機會就相當高。

4 手術範圍的適當性：反對根除性切除

雖然切除範圍越大可能會更乾淨，但並不意味著每個病人都需要進行根除性切除。事實上，一百多年前的醫師確實有這樣的想法，因此當時的乳癌病人都接受了根除性乳房切除

（radical mastectomy, RM）。然而，這種方法的療效並不理想，而且犧牲了胸大肌，對生活品質造成了影響。隨著醫學的進步，我們發現保留胸大肌的改良式根除性乳房切除（modified radical mastectomy, MRM）對病患的存活並無影響，因此這種手術方式至今仍是標準的一種。

　　為什麼手術範圍更大的療效並不會更好呢？如我們前面提到的，癌症治療需要從「局部控制」和「遠處轉移控制」這兩個層面來考量。即使局部控制做得再好，病患卻常常因為遠處轉移而喪命。因此，手術切除的範圍只要適當即可，否則就是大而無當。改良式手術之所以能取代根除性手術，就是因為兩者的局部控制率（也就是局部復發率）相同。既然「局部控制」相同，我們當然會選擇改良式手術，以免影響病人的生活品質。至於「遠處轉移控制」，則需要全身治療來負責。

　　這樣的想法進一步延伸到乳房保留手術（breast conservative therapy, BCT）。腫塊切除（lumpectomy）僅僅切除乳房腫瘤和一部分邊緣的正常組織，對於殘餘的正常乳房組織，我們會給予放射線治療以加強局部控制。如此一來，乳房保留手術（BCT）和改良式根除性手術（MRM）的局部控制率也是相同。既然「局部控制」相同，我們當然會選擇乳房保留手術，以免影響病人的外觀。

　　這樣的想法更進一步延伸到其它腫瘤的器官保留手術。1970 年代以前，四肢骨肉瘤（osteosarcoma）和軟組織肉瘤（soft tissue sarcoma）一律施行截肢手術，如今九成以上的病人都能接受肢體保留手術（limb salvage surgery），原因何在？因為兩者的局部控制率相同。

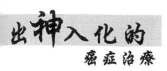

5 **以治癒為目的的手術，而非美觀為考量**

手術應以治癒為首要目的，而非僅考慮美觀。當腫瘤較小且切除範圍有限時，可考慮器官保留手術；反之，若腫瘤過大，則應優先考慮根治性切除，以避免局部復發的風險。愛美是人的天性，但是不能以生命為代價。

6 **區域淋巴廓清術**

當腫瘤試圖擴展其影響範圍時，它可能會選擇就地擴大（local invasion）或透過淋巴循環和血液循環進行遠端轉移（distant metastases）。如果原發腫瘤已被完全切除，接下來的步驟通常是對淋巴循環進行區域淋巴廓清術，至於血液循環部分則需要依賴全身性治療來進行控制。

對於淋巴廓清術的範圍和方式，仍有爭議存在。有以下幾個做法：

■ 淋巴採樣（lymph node sampling）

臨床上看不到或摸不到淋巴結（clinical N0），根據淋巴結轉移規律，對經常可能被轉移的特定淋巴結區域例行切片，屬於手術分期的目的，而非治療性的目的。

■ 根除性淋巴結廓清術（radical lymph node dissection）

臨床上可以看到或摸到淋巴結（clinical N+），懷疑已經被轉移，當然要把附近的淋巴結清除乾淨。不過「肉眼看得到腫瘤，不表示有腫瘤細胞存在」，有時候只是反應性淋巴結（reactive lymphadenopathy）（pathologic N0）。萬一病理報告證實有淋巴轉移（pathologic N+），可能還得追加手術後電療。

■ 選擇性淋巴結廓清術（elective lymph node dissection）

臨床上看不到或摸不到淋巴結（clinical N0），根據淋巴結轉移規律，對經常可能被轉移的特定淋巴結區域例行清除。因為「肉眼看不到腫瘤，不表示沒有腫瘤細胞存在」，雖然表面看起來沒病灶，但是根據經驗先來個趕盡殺絕，以杜後患。萬一病理報告證實有淋巴轉移（pathologic N+），可能還得追加手術後電療。

■ 前哨性淋巴結切片（sentinel lymph node biopsy）

不管是施行根除性淋巴廓清術或是選擇性淋巴廓清術，它的理由是除去原發腫瘤可能散佈的第一個地方，但是常規切除區域淋巴是否能改善病患存活，還有很大的爭議。以乳癌為例，有人認為乳癌是全身性疾病，腋下淋巴轉移只是全身轉移的一種表現，而非全身轉移的根源，過度切除淋巴結反而造成淋巴水腫等後遺症。

根據流域理論，引流原發腫瘤的第一個淋巴結就是最可能發生腫瘤轉移的淋巴結，這個淋巴結稱為「前哨性淋巴結」，癌細胞會先轉移至這個淋巴結以後，再轉移至下游的淋巴結。如果證明前哨性淋巴結沒有受到腫瘤侵犯（tumor free），就不必對區域淋巴結施行大規模清除，既達到正確分期的目標又不會犧牲區域淋巴控制，還可以減少淋巴結廓清術引起的不適。

7 轉移瘤切除術

我們先前提到：「M0 積極，M1 緩和」。如果局部治療無法完全根除腫瘤，或是一開始就有轉移現象，我們通常不認為能治癒病人，並不建議進行治癒性手術，而是施行緩和性手術以

緩解病人的症狀。治癒性手術的目標是「治癒疾病」，需要將腫瘤完全剷除，包括原發腫瘤（T）和淋巴結（N）。而緩和性手術的目標是「緩和症狀」，並不一定需要切除原發腫瘤和淋巴結。

很多人搞不清楚這有甚麼差別。舉例來說，腫瘤引起的疼痛，可以透過手術、電療或化療縮小腫瘤來減少疼痛，這就是緩和性手術、緩和性電療或緩和性化療；但我們也可以單純給予嗎啡來達到止痛的效果。更進一步說，如果病人被診斷為轉移，但沒有任何症狀，我們也不需要立即給予任何處置，這就是緩和性療法的真諦。

然而，有兩個例外的情況，即使癌症已經轉移，治癒性手術仍然是一個可行的選項：大腸直腸癌肝轉移和肉瘤肺轉移。

■ 大腸直腸癌肝轉移

肝轉移和肺轉移通常會接受緩和性療法，例如緩和性化療，這是一般的治療方式。然而，對於大腸直腸癌併發肝轉移和肺轉移的病患，我們卻建議他們接受積極性手術切除，這是一種例外的情況。這種情況主要有兩種：

（1）最初診斷為局部性大腸直腸癌（M0），而在復發時只在肝臟有四顆或更少的轉移，我們建議切除肝轉移；

（2）最初診斷為轉移性大腸直腸癌（M1），且只在肝臟有四顆或更少的轉移，如果原發腫瘤是可以切除的，我們建議同時切除原發腫瘤和肝轉移。

由於標靶藥物的使用，使得肝轉移接受積極性手術切除的觀念已經成為常規做法。而且，只要外科醫師認為可

以切除乾淨，肝轉移的數目也從早先的三顆或更少，擴大到現在的四顆或更多。這樣的建議其實是基於臨床研究的結果，我們發現積極性手術切除對這群病患有存活的幫助，但並未明確說明原因。我嘗試提供一個可能的解釋：

癌症的手術切除就是針對原發腫瘤（T）和區域淋巴（N）。大腸本身很長，所以大腸癌能夠很輕易切除原發腫瘤並取得有效手術邊緣（相反地，直腸癌因為解剖學限制，較不易取得有效手術邊緣）。區域淋巴附著在腸系膜上，切除原發腫瘤的同時也能夠整串切除，不需要一顆一顆切除。既然原發腫瘤（T）和區域淋巴（N）可以開得很乾淨，一旦復發就是沿著門靜脈轉移到肝臟，接著再到肺臟，一旦發生肺轉移就會四處流竄。既然可以預測轉移路徑，我們將有限的肝轉移甚至肺轉移進行切除，就可以預防轉移到全身各處。切除肉眼可見的轉移（macrometastases）以後，還潛藏在身體各處的微量轉移（micrometastases）該怎麼辦？大腸癌是輔助性化療有效的癌症之一，手術後追加化療可以對微量轉移趕盡殺絕。所以大腸癌切除肝轉移會延長病患的存活是可以理解的。

那麼胃癌併發肝轉移可以切除肝轉移嗎？答案是不行的。切除原發腫瘤並取得有效手術邊緣並不困難，但是胃癌的區域淋巴分佈很複雜，它不像大腸癌切除腸系膜的同時就能夠切除區域淋巴，胃癌的區域淋巴必須一顆一顆仔細切除，不容易完全切除。就算你能夠切除肉眼可見的淋巴轉移，胃癌不是輔助性化療非常有效的癌症，手術後追加化療無法有效對微量轉移趕盡殺絕。至

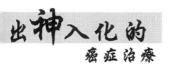

於其它肺癌或乳癌併發肝轉移更不可以開刀,因為它們轉移到肝臟的路徑無法預測,肝臟轉移只是全身轉移的表現之一,切除肝轉移無法阻斷轉移的蔓延。

■ 肉瘤肺轉移

肺轉移通常會接受緩和性化療,這是一般的治療方式;然而,對於四肢肉瘤併發肺轉移的病患,我們卻建議他們接受肺轉移的切除,這是一種例外的情況。這種情況主要有兩種:

（1）最初診斷為局部性四肢肉瘤（M0）,而在復發時只在肺臟有轉移,不限顆數,只要能完全切除,我們建議切除肺轉移;

（2）最初診斷為轉移性四肢肉瘤（M1）,且只在肺臟有轉移,如果局部病灶和肺臟轉移都是可以切除的,不限顆數,我們建議同時切除原發腫瘤和肺轉移。

為何有這樣的建議,我嘗試提供一個可能的解釋:

癌症的手術切除就是針對原發腫瘤（T）和區域淋巴（N）。四肢肉瘤能夠很輕易切除原發腫瘤,並取得有效手術邊緣,就算不能施行肢體保留,也可以施行截肢手術;而區域淋巴很少被轉移,也不會造成手術的困擾。既然原發腫瘤（T）和區域淋巴（N）都不是問題,一旦復發就是沿著血液轉移到肺臟,一旦發生肺轉移就會四處流竄。既然可以預測轉移路徑,我們將肺轉移進行切除,就可以預防轉移進一步蔓延到全身各處。和大腸直腸癌併發肝轉移不同的是,它不限轉移顆數,即使兩側肺葉轉移,只要是可能切除乾淨,都應該積極手術。切

除肉眼可見的轉移（macrometastases）以後，還潛藏在身體各處的微量轉移（micrometastases）該怎麼辦？理論上我們會考慮手術後追加化療可以對微量轉移趕盡殺絕，但是沒有很強烈的證據支持這樣的做法，因為肉瘤的病患人數太少，無法針對這個話題進行大規模的臨床試驗。我們可以推測這個做法對化療較有效的 osteosarcoma、Ewing's sarcoma/PNET、和 rhabdomyosarcoma 應該較有幫助，對其它化療相對無效的肉瘤應該幫助較小；但是因為這群患者年齡都很輕，不管哪一種細胞型態，我都會安排手術切除肺轉移，給予這些患者一線生機。

放射線治療的基本原則

1 什麼是放射線治療？

局部性癌症才有治癒的機會，轉移性癌症沒有治癒的機會，這是疾病分期的目的。局部性癌症必須給予局部性治療，傳統上的局部性治療只有兩招：手術切除和放射線療法。

放射線治療利用高能量放射線來殺死癌細胞。它可以單獨使用，也可以與手術、化學治療或其他治療方法聯合使用。

2 放射線如何殲滅癌細胞？

癌細胞暴露於高能量輻射下，會產生 DNA 斷裂，同時內部產生大量游離自由基，破壞細胞內分子等效應，最終在幾天或幾週後導致癌細胞死亡。

出神入化的 癌症治療

3 放射線治療可以分為兩種主要類型

■ 遠隔放射線治療（external beam radiation therapy, EBRT）

這種治療方式是一種體外放射治療，利用高能量的 X 射線或電子束來殺死癌細胞。放射線從體外機器發出，照射到腫瘤部位。俗稱「外電」。

遠隔放射線治療主要有以下幾種類型：光子、質子、中子、重粒子。光子的治療設備較為成熟、治療成本較低，但對正常組織的損傷較大；其餘三種的治療設備和設施要求高、治療成本較高，但對腫瘤照射更精準、對正常組織的損傷更小。

■ 近接放射線治療（brachytherapy）

這是一種體內放射治療，將放射性物質直接植入體內，近距離照射腫瘤。俗稱「內電」。

4 標準放射線療法的時間表

進行放射線治療時，會採用「分次」原則，因為放射線再精準，周圍的健康組織仍可能受到影響。因此，醫療上會將殲滅腫瘤所需的總劑量切成多份，每天少量照射、連續照射多天，這有助於傷害的累積，殺死癌細胞。

在臨床上，除了每天 200 cGy、連續電療 25 次（總共 50 Gy）或 30 次（總共 60 Gy）的方式外，我們也常見每天 300 cGy、連續電療 10 次（總共 30 Gy）；或者每天 400 cGy、連續電療 5 次（總共 20 Gy）。這些治療方式有何不同呢？

電療的目的	電療劑量
治癒性電療 （CURATIVE RADIOTHERAPY）	200 cGy x 30 fx = 6000 cGy 200 cGy x 25 fx = 5000 cGy
緩和性電療 （PALLIATIVE RADIOTHERAPY）	300 cGy x 10 fx = 3000 cGy 400 cGy x 5 fx = 2000 cGy 500 cGy x 4 fx = 2000 cGy 600 cGy x 3 fx = 1800 cGy 800 cGy x 1 fx = 800 cGy

　　表面上看，這些治療方式的總劑量相差很大。然而，放射線的效果不僅取決於總劑量，還要考慮每次的單一劑量。放射線雖然對正常細胞和癌細胞都會造成傷害，但正常細胞的恢復力高於癌細胞，而且癌細胞更容易受到放射線的影響，因此每天小劑量照射（癌細胞死亡，但正常細胞撐得住）比單次高劑量照射（兩者都死亡），更不會對健康器官或組織造成損傷。

　　例如，每天 200 cGy、連續電療 30 次的效果與每天 300cGy、連續電療 10 次的效果相似。但前者的急性副作用和長期副作用較小，因此對於可治癒的疾病，我們會選擇前者，以避免長期後遺症。對於不可治癒的疾病，例如腦轉移或骨轉移，我們會選擇後者，希望病人能在最短的時間內完成電療，減輕症狀，善用剩餘的時間。

5　不能重複電療？

　　臨床上我們常說「不能重複電療（re-irradiation）」，但更精確的說法應該是：「同一個部位只能接受一次完整的電療療程」。所謂的「一次」電療療程，指的是如 200 cGy x 30 次或 300 cGy x 10 次或 400 cGy x 5 次等的完整電療劑量。這與手術和化療的考量不同：對於同一個部位，只要情況允許，可以進行多次的手術切除；同一種化療藥物只要沒有發生副作用，即使沒有

效果也可以給予無數次（不包括 adriamycin 或 bleomycin 等有累積性毒性的藥物）。

那麼，為什麼同一個部位不能接受第二次電療療程呢？這是因為照射過的地方，儘管外觀看似正常，但細胞已經發生了半死不活的變化(sublethal damage)，電療的效應是終身存在的。例如：原發性腦癌給予 6,000 cGy，如果數年後復發，有肉眼可見的（ macroscopic ）腫瘤，同樣要再給予 6,000 cGy，那麼這樣的累積劑量會高達 12,000 cGy 以上，這將對局部正常組織造成嚴重的傷害，而且還不一定能控制腫瘤。因此，「**在考量可能造成的急慢性副作用下，同一個部位應儘可能避免接受第二次根治性的電療療程，除非沒有其他可替代的治療方式**」。

█其它局部性治療的技術

在過去 20 年，影像學導引的局部區域性治療有驚人的成長，包括各種動脈導管和經皮滅除的技術，它們的侵犯性較手術治療來得低。要記住一點，這些新技術終究屬於局部治療手段的一種，它們只是手術和電療以外的另一種選擇，它們的效果即使再好，也是針對「局部控制」而已。要施行這些技術同樣要考量你的目的是根治或是緩解。

我們看一看有哪些技術：

1 動脈導管（ catheter-based therapies ）

經動脈（化療）栓塞 [trans-arterial (chemo) embolization, TAE/TACE]，主要針對無法手術切除的肝癌。如果是用於根治性目的，則不該有遠處轉移。

理論上，只要能找到供應腫瘤的動脈就可以經由動脈導管進行栓塞治療。

② 經皮滅除（percutaneous ablative therapies）

經皮滅除就是藉由超音波、電腦斷層、核磁共振的導引，將器械經過皮膚插入腫瘤之中，直接注射化學藥物（酒精或醋酸）或改變溫度（冷或熱）以破壞腫瘤。

- 化學滅除（chemical ablative therapies），有兩種做法：

  經皮酒精注射（PEI）和經皮醋酸注射（PAI），只能治療 3 公分以下的肝癌，它們的地位已被射頻腫瘤滅除術（RFA）取代。

- 溫度滅除（thermal ablative therapies），有四種做法：

  射頻腫瘤滅除術（radiofrequency ablation, RFA）

  雷射誘導熱療（laser-induced interstitial thermotherapy, LITT）

  微波凝固療法（microwave coagulation therapy）

  冷凍療法（cryoablation）

③ 高能量聚焦超音波（high intensity focused ultrasound, HIFU）

一般大家所熟知的超音波，大多被拿來作為疾病的診斷之用。而高能量聚焦超音波，又稱海扶刀，則是一種非侵犯性的

局部治療，它不需要動脈導管，也不需要經皮穿刺，它跟一般超音波檢查一樣，只是它將高能量超音波轉換成熱能，以熱能將腫瘤滅除。

局部控制最佳化

　　癌症治療的核心觀念是「局部控制」和「遠處轉移控制」需要分開來考量。在許多情況下，我們可以利用先進的局部治療手段，如達文西手術、質子治療、重粒子治療等，來控制癌症的發展。然而，這些治療手段再先進，也只是手術和電療的另一種選擇，它們的效果主要針對「局部控制」。換言之，這些治療手段可以有效地控制癌症在原發部位的發展，但對於已經轉移到身體其他部位的癌細胞，它們的效果可能就有限了。

　　因此，我們需要對病患進行詳細的分期評估。對於 M0 分期的疾病，我們應該整合各種局部治療手段以達到局部控制最佳化。然而，對於 M1 分期的疾病，再先進的局部治療手段也是枉然。

五、器－全身性療法的作用機轉

▌前言

　　全身性療法（systemic therapy）是指通過藥物或其他方式，對全身的癌細胞進行治療的方法。目前全身性療法有荷爾蒙療法、化學療法、標靶療法、免疫療法、和抗體藥物複合體。這些療法各有其作用機轉和適應症，對於不同類型和階段的癌症，產生不同的效果和副作用。我們將以最簡單的方式讓大家了解一下五種療法的作用機轉。

▌戰爭場景

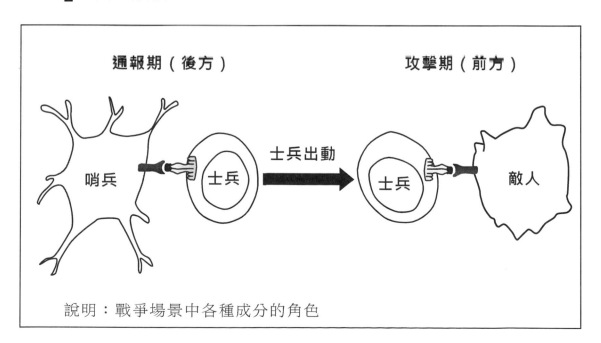

說明：戰爭場景中各種成分的角色

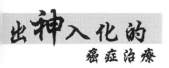

想像一個戰爭場景。當前方有不明人士出現，哨兵判定為敵人，立即通報後方。後方迅速派出士兵到前方消滅敵人。

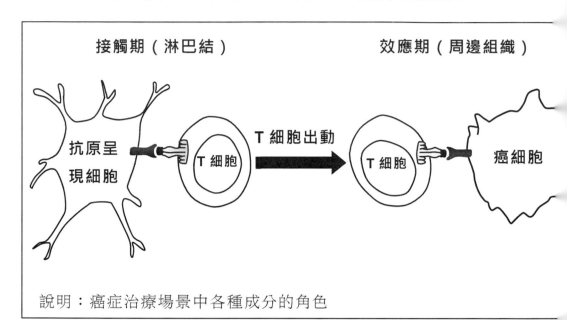

接觸期（淋巴結）　　　　　　效應期（周邊組織）

抗原呈現細胞　　T 細胞　　T 細胞出動　　T 細胞　　癌細胞

說明：癌症治療場景中各種成分的角色

轉換為癌症治療場景。當周邊組織出現異常細胞時，抗原呈現細胞（antigen-presenting cell, APC）判定為癌細胞（cancer cell），立即通報淋巴結。淋巴結迅速派出 T 細胞到周邊組織消滅癌細胞。

▌荷爾蒙療法

荷爾蒙療法很容易理解。它是利用荷爾蒙或荷爾蒙拮抗劑，來抑制或刺激某些受荷爾蒙影響的癌細胞的生長和分化。

1. 在男性，荷爾蒙療法主要是阻斷雄性素（androgen）的合成或作用，用於治療攝護腺癌。

2. 在女性，荷爾蒙療法主要是阻斷雌激素（estrogen）的合成或作用，用於治療乳癌。

　　荷爾蒙療法的優點是相對溫和，副作用小，但缺點是只適用於部分癌症，而且可能會產生抗藥性。

化學療法：殺敵七分、自損三分

　　化學藥物主要是抑制細胞週期（cell cycle）達到殺死癌細胞的效果。細胞週期是由有絲分裂期（mitosis, M 期）和間期（interphase）所組成的。間期是有絲分裂的準備階段，又分為 G1、S、G2 期。

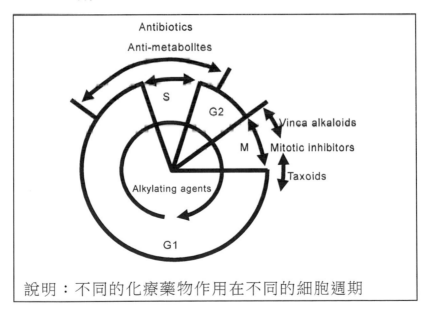

說明：不同的化療藥物作用在不同的細胞週期

　　所有健康和惡性細胞均會經歷細胞週期的不同階段。化學藥物針對癌細胞快速分裂的病理特徵，被設計作用在細胞週期的一個或全部階段，以阻斷癌細胞分裂，抑制癌細胞生長。根據化學藥物的化學結構以及它們對細胞週期不同階段的作用方

式，有幾個主要類別：烴基化合物（alkylating agents）、抗代謝藥物（anti-metabolites）、抗腫瘤抗生素類（anti-tumor antibiotics）、有絲分裂微小管抑制劑（anti-microtubule agents），和拓撲異構酶抑制劑（topoisomerase inhibitors）。

然而化學藥物不具特異性，它無法分辨正常細胞以及癌細胞，無可避免地同時影響人體正常生長快速的細胞，例如骨髓造血細胞、消化道表皮黏膜細胞、毛囊細胞、生殖系統細胞等，某些藥物也可能會造成心臟、肝臟、腎臟、肺臟、膀胱，以及神經系統細胞的傷害。

因為正常細胞以及癌細胞都受到化學藥物的影響，它是一種殺敵七分、自損三分的激烈作法。然而，當局部性治療不能完全根除癌細胞，讓癌細胞得以四處蔓延，必須採取激烈抗癌手段，趕快將癌細胞殲滅，再讓正常細胞休養生息；否則一旦癌細胞快速進逼，攻城掠地，到處轉移，後果難以收拾。因此化學療法是一種「兩害相權取其輕」的治療策略。

▌標靶療法：敵人彈盡援絕

化學療法是敵我兩傷的非特異性手段。相反地，標靶療法是阻斷造成癌細胞異常增生機轉的特異性手段，減少對正常細胞造成傷害。

1 癌細胞增生的機轉

■ 細胞增生

細胞增生是由一些細胞外的刺激因子所調節，譬如生長因子（growth factor）、荷爾蒙（hormone）、細胞間素（cytokine），

這些刺激因子統稱為配體（ligand）。這些細胞外配體（ligand）與細胞表面的特定受體（receptor）產生交互作用，然後藉由細胞內次級傳訊者（second messenger）將信號傳遞到細胞核，引起細胞增生、血管新生、存活、和轉移。

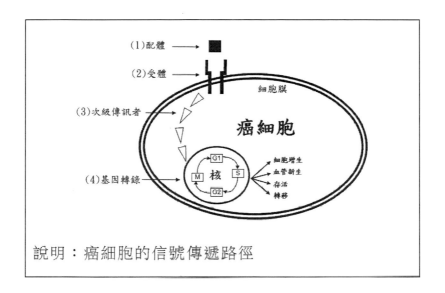

說明：癌細胞的信號傳遞路徑

■ 血管新生

當腫瘤僅有 2-3 毫米大小時，它可透過擴散作用（diffusion）從周圍組織獲取所需的營養和氧氣。一旦超過這個大小，就必須依賴新生血管來持續供應營養和氧氣，腫瘤組織才能不斷增大範圍，甚至發生轉移。因此，在大多數癌細胞周圍，都會形成大量新生血管。血管新生是由腫瘤細胞釋放各種促血管生成因子所誘導，例如血管內皮生長因子（vascular endothelial growth factor, VEGF）或血小板衍生生長因子（platelet derived growth factor, PDGF）等。這些生長因子與血管內皮細胞表面的受體結合後，啟動細胞內的訊號傳導路徑，促進血管內皮細胞增生，增加血管通透性，為癌細胞提供充足營養。

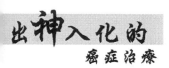

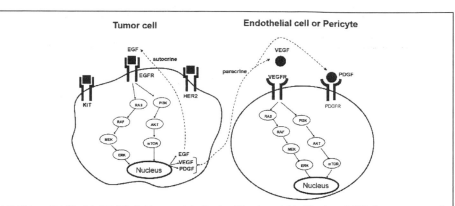

說明：細胞外配體（ligand）與細胞表面的特定受體（receptor）
　　　產生交互作用，然後藉由細胞內次級傳訊者（second
　　　messenger）將信號傳遞到細胞核

2　標靶療法的機轉

　　標靶療法就是針對從癌細胞增生到血管新生這一連串過程
中的配體（例如，VEGF）、受體（例如，EGFR、HER2、KIT、
VEGFR、PDGFR）、次級傳訊者（例如，PI3K/Akt/mTOR、
Ras/Raf/MEK/ERK）等關鍵分子，設計出小分子藥物或單株抗
體，以切斷細胞增生的路徑（彈盡），切斷血管新生的路徑（援
絕），讓癌細胞彈盡援絕。細胞內的傳遞路徑錯綜複雜，往後若
有新藥發明，只要了解它是瞄準配體、受體，或是次級傳訊者，
或是細胞週期，就能掌握其作用機制，就不會一頭霧水。

▌免疫療法：我軍振衰起敝

　　廣義來說，目前最流行的免疫療法也是一種標靶療法，它
是增強免疫細胞的免疫反應，達到抗癌的效果。免疫細胞很多

種類，包括 T 細胞、巨噬細胞（macrophage）、樹突狀細胞（dendritic cell）、自然殺手細胞（natural killer cell）等，本文簡述目前最廣泛應用的免疫檢查點抑制劑。

1 干擾素（interferon-α）和介白素（interleukin-2）的時代

　　干擾素和介白素能刺激免疫系統，增強免疫細胞對癌細胞的殺傷力。理論很好，但過去臨床應用中僅限於黑色素瘤和腎細胞癌，效果不佳且毒性大，目前已被免疫檢查點抑制劑所取代。

2 免疫檢查點抑制劑的時代

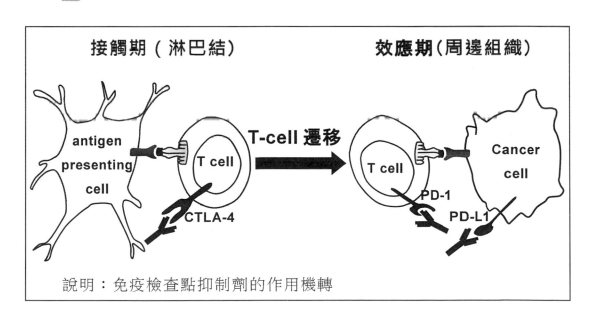

說明：免疫檢查點抑制劑的作用機轉

　　干擾素和介白素的作用，就是要刺激免疫系統製造更多的 T 細胞去作戰，但是效果不彰。後來發現不是 T 細胞數量不夠，

而是 T 細胞的活性被「剎車」了。就像汽車靠油門與煞車來調控速度，我們的 T 細胞也要適時地煞車，才不會過度攻擊正常細胞。這些類似煞車器的調控分子就是「免疫檢查點」。但是如果這些煞車器被過度活化，反而會削弱 T 細胞對腫瘤的偵測與攻擊能力。

如上所說，當周邊組織有異常細胞出現，抗原呈現細胞（APC）判定為癌細胞，馬上通報淋巴結，淋巴結馬上派出 T 細胞到周邊組織消滅癌細胞。然而，癌細胞身上有一種分子，能促使免疫檢查點「CTLA-4」活化，阻斷抗原呈現細胞將訊號通報給 T 細胞。同樣地，癌細胞身上有一種分子，可直接結合 T 細胞上的免疫檢查點「PD-1」，抑制 T 細胞對癌細胞攻擊。

免疫檢查點抑制劑就是針對「CTLA-4」、「PD-1」兩個免疫檢查點，使 T 細胞「不再踩煞車」，恢復對癌症的攻擊作用。除了「CTLA-4」和「PD-1」外，T 細胞表面還存在其他免疫檢查點，也是目前積極研究的領域。

人體非常精密，正是因為有這些「煞車裝置」，才能在平時防止免疫系統過度攻擊正常細胞。但一旦遇上癌症這樣的「入侵者」，需要免疫檢查點抑制劑來「放開手煞車」，讓免疫細胞全力反擊。

抗體藥物複合體：化學療法和標靶療法的完美結合

前面提過，化療藥物不具特異性，它無法分辨正常細胞以及癌細胞，無可避免地同時影響人體正常生長快速的細胞，療效強，毒性也大；標靶療法具特異性，只阻斷造成癌細胞異常增生機轉，減少對正常細胞造成傷害，毒性小但療效偏弱。

　　抗體藥物複合體（antibody-drug conjugate, ADC）就是化療藥物和標靶藥物的複合體，一種具有特異性的化療藥物，能將有毒性的藥物特異性送到特定癌細胞。

　　ADC 主要由三個關鍵部分組成：(1)能夠特異性地識別癌細胞表面抗原的單株抗體（monoclonal antibody, mAb）、(2)能夠殺死癌細胞的高效毒性藥物，常稱有效載荷（payload）、(3)能夠將(1)和(2)連接在一起的化學接頭（linker）。ADC 的優點就是是可以將藥物準確地送達癌細胞，然後釋放出藥物，從而達到殺死癌細胞的目的，減少對正常細胞的傷害，提高療效和減少副作用。

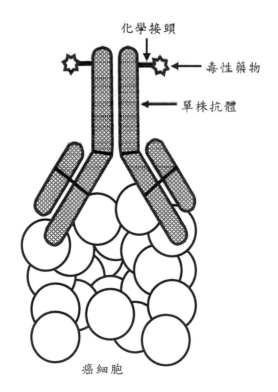

說明：抗體藥物複合體的作用機轉

　　抗體藥物複合體的優點是相對精準，副作用小，而且有可能達到類似化學療法的效果。然而要製作一種有效的 ADC，必須要滿足以下幾個條件：

■ 抗體必須能夠高度特異性地識別癌細胞表面的抗原，而不會與正常細胞的抗原產生交叉反應，以避免對正常細胞的傷害。

■ 抗原必須在癌細胞上有高度的表達，而在正常細胞上有低度或無表達，以提高 ADC 的選擇性和效率。

■ 抗原必須能夠在與抗體結合後，被癌細胞內吞，並在細胞內釋放出藥物，以達到細胞內殺傷的效果。

■ 藥物必須具有高度的毒性，並能在細胞內發揮殺傷癌細胞的作用。

　　因此 ADC 的缺點是只適用於部分癌症，目前 ADC 主要針對 HER2、TROP2、Nectin-4。這些抗原在癌細胞上有高度的表達，而在正常細胞上有低度或無表達，因此可以作為 ADC 的靶點。不同的抗原對應不同的癌症類型。

■ HER2：HER 陽性乳癌和胃癌
Ado-trastuzumab emtansine (T-DM1)、Fam-trastuzumab deruxtecan (T-DxD)

■ TROP2：三陰性乳癌
例如 sacituzumab govitecan (SG)

■ Nectin-4：泌尿上皮癌
例如 enfortumab vedotin (EV)

　　ADC 的優勢在於將具有高度毒性的化療藥物精準送達癌細胞，發揮類似化療的殺傷力，同時大幅減少對正常細胞的損傷，提升療效且降低副作用風險。雖然目前 ADC 只適用於特定癌症，但未來隨著新抗原和藥物的開發，應用範圍勢必擴大。

▌精準治療　全面出擊

　　化學療法是最快速有力的抗癌手段，但無可避免地也會對正常細胞造成一定程度的傷害。標靶療法則更精準地針對癌細胞的增生和血管新生，使癌細胞「彈盡援絕」。免疫療法則是通過解除 T 細胞的「剎車」，讓免疫系統重新對癌細胞發起攻擊。抗體藥物複合體則巧妙地結合了化療和標靶兩種療法的優點，利用抗體的導引作用，將毒性藥物精準地送達癌細胞。

　　然而，身為腫瘤科醫師必須意識到，治癒癌症的最佳時機是在它還局限於周邊組織、未擴散成氣候時，及時採取局部療法（如手術、電療）將其徹底根除，才有治癒的可能。一旦錯過這個時機，癌細胞開始在體內流竄，就幾乎喪失治癒的機會。這些全身性療法再先進、再昂貴，頂多只能延緩癌細胞擴散速度，緩解病患症狀，使病情無惡化（progression free），但絕非無病狀態（disease free）。

　　因此，及早發現和及時採取局部根治性治療是治癒癌症的關鍵所在。全身性療法的作用是輔助和延緩，但並非根治之道。我們當代腫瘤科醫師的職責，就是在疾病早期的階段謹慎評估，果斷採取局部性療法，為患者爭取贏得治癒的機會。

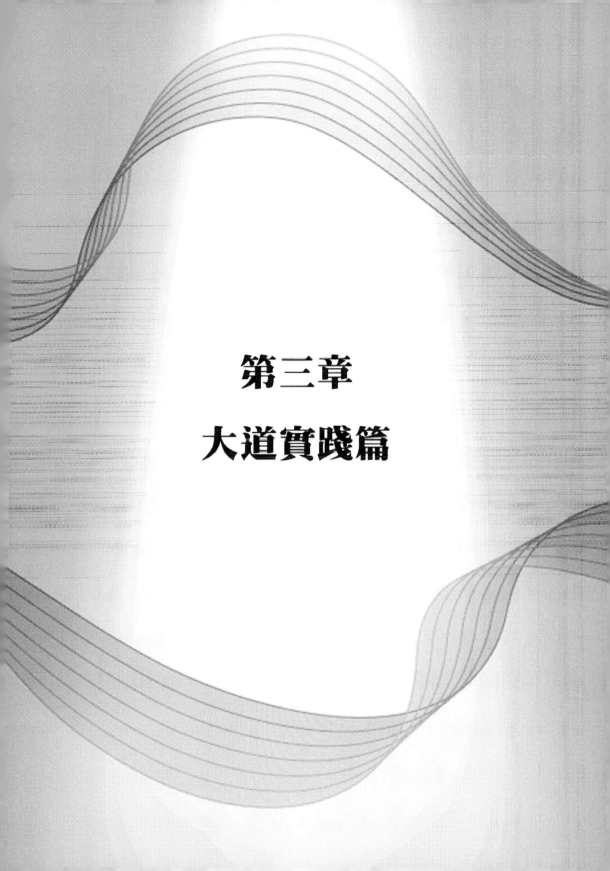

第三章

大道實踐篇

出神入化的癌症治療

▌美麗的錯誤

　　數年前，接獲一名外院轉介的青少年病患，主訴為右上臂長達兩年的巨大腫塊，直徑達 15 公分。在外院接受穿刺切片，病理科醫師診斷為骨肉瘤（osteosarcoma）。該院醫師遵循骨肉瘤處理原則，已給予一個療程的前導性化療 MAP(methotrexate, doxorubicin, cisplatin)。不料家中經濟拮据，不得已中斷治療。一年後，他被轉介到本院繼續治療。

　　骨肉瘤好發於 10-20 歲的青少年，常見於膝蓋上方（遠端股骨）、膝蓋下方（近端脛骨）、和肩膀（近端肱骨）。病患的年齡和腫瘤位置符合骨肉瘤的臨床表現，而外院的病理報告也清楚寫出「osteosarcoma」，因此我就沒有再次切片，立即安排分期檢查。幸運的是，雖然中斷治療一年，也沒有遠處轉移現象。於是我再給予兩個療程 MAP，隨後安排手術切除。手術採用肢體保留方式，成功地切除了病灶骨頭，並保留了神經、血管及肌肉。

　　然而，手術後的病理報告居然是低惡性度軟骨肉瘤（low grade chondrosarcoma）。這是什麼意思？osteosarcoma 和 chondrosarcoma 雖然都是骨頭肉瘤（bone sarcoma），但前者對化療敏感，一定要加入化療；後者對化療抗性，直接手術即可，不需要加上化療。也就是說，如果一開始就診斷為 chondrosarcoma，病患根本不需要化療，直接手術就可治癒。但是一開始我誤以為是 osteosarcoma，安排病患接受前導性化療，

不但讓病患經歷化療導致的副作用，包括嘔心、嘔吐、白血球低下，也浪費了醫療資源，三個月的努力都是做白工。

　　這起事件提醒我們，腫瘤治療的首要基礎是準確把握病理診斷。即便有外院轉診資料，我們也應該審慎重新確認，而非輕易依賴外院的報告而疏忽診斷的重要性。很多人誤以為腫瘤治療的重點在於化療、手術或電療等手段，但實際上，正確診斷是腫瘤治療的基礎和核心。

≫心得：腫瘤之道，不難於用藥，不難於完全切除，難於正確
　　　　診斷！

實體腫瘤的分類和治療

　　實體腫瘤是指長在身體某一部位的固體性腫瘤，與血液系統的白血病、淋巴瘤、多發性骨髓瘤不同。臨床上，實體腫瘤可以分成三大類：上皮癌、肉瘤、腦瘤。這三大類腫瘤有不同的生物學特性和轉移模式，各有不同的 TNM 分期特徵。

侵犯程度	上皮癌 （carcinoma）	肉瘤 （sarcoma）	腦瘤 （brain tumor）
T（原發腫瘤）	v	v	v
N（區域淋巴）	v	罕見淋巴轉移	罕見淋巴轉移
M（遠處轉移）	v	v	罕見遠處轉移

說明：上皮癌、肉瘤、腦瘤各有不同的分期特徵

■ 腦瘤罕見淋巴轉移和遠處轉移，它不需要 TNM 分期，它治療的重點就是原發腫瘤（T）。

177

■ 肉瘤罕見淋巴轉移，不需要選擇性淋巴結廓清術（elective lymph node dissecion），它治療的重點就是原發腫瘤（T）和遠處轉移（M）。

■ 上皮癌會侵犯 T、N、M，不只要切除原發腫瘤（T），還要考慮切除區域淋巴（N）和遠處轉移（M），所以治療策略最複雜。

　　這些差異對於訂定適當的治療方案至關重要，因此對於每種腫瘤類型要詳細了解。

1 上皮癌的分類和治療

　　上皮癌是一種源於上皮組織的惡性腫瘤，是最常見的實體腫瘤類型之一，佔所有惡性腫瘤的 80%以上。上皮組織覆蓋在皮膚、消化道、呼吸道、泌尿生殖道等器官的表面。因此，上皮癌可以發生在人體的各個部位，並根據不同的器官，分為不同的組織型態。

　　上皮癌的組織型態種類相對較少，常見的有以下幾種：

■ 腺癌（adenocarcinoma）：源於分泌液體或黏液的腺細胞，如肺腺癌、乳腺癌、胃腺癌、攝護腺癌、大腸腺癌等。

■ 鱗狀細胞癌（squamous cell carcinoma）：源於扁平的鱗狀細胞，如頭頸癌、肺癌、皮膚癌、食道癌、子宮頸癌等。

■ 移行細胞癌（transitional cell carcinoma）：源於能夠伸縮的移行上皮細胞，如膀胱癌、輸尿管癌、腎盂癌等。

■ 小細胞癌（small cell carcinoma）：源於神經內分泌細胞，如肺小細胞癌等。

■ 分化不良癌（undifferentiated carcinoma）：源於未分化或分化
程度低的細胞，如鼻咽癌、胰腺癌等。

　　上皮癌的治療相當複雜，因為它不僅與組織型態有關，還
與發生的器官有關。相同的組織型態在不同的器官有不同的治
療原則。例如，腺癌在肺部和乳房的治療方法就不盡相同；鱗
狀細胞癌在頭頸部和食道的治療策略也有所不同。即使在同一
個器官，不同的組織型態也有不同的治療原則，例如肺腺癌和
肺鱗狀細胞癌。

② 肉瘤的分類和治療

　　肉瘤是一種源於結締組織的惡性腫瘤，包括骨頭、肌肉、
脂肪、血管、神經等組織。肉瘤可以發生在全身各個部位，但
以四肢和軀幹最為常見。根據組織來源和生物行為，肉瘤可以
分為骨頭肉瘤（佔 20%）和軟組織肉瘤（佔 80%）兩大類，佔
所有惡性腫瘤的約 1%，相當少見。

　　肉瘤的病理學分類非常複雜，目前已知的肉瘤種類超過 50
種，有些甚至難以確定起源，門外漢看得霧煞煞。然而，對於
臨床治療來說，目前只要歸類成兩類：對化療敏感的一類和對
化療抗性的一類。具體如下：

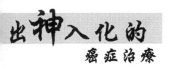

肉瘤	化療敏感	化療抗性
病理類型	■ Osteosarcoma of bone ■ Ewing's sarcoma ■ Rhabdomyosarcoma	其它你常見到的肉瘤都是化療無效的。
		值得注意的是，osteosarcoma of soft tissue（骨骼外骨肉瘤）的特徵和高惡性度軟組織肉瘤相似，同樣對化療無效。
沒轉移	前導性化療 ↓ 手術 和／或 電療 ↓ 輔助性化療	手術 和／或 電療
有轉移	四肢肉瘤肺轉移可以將肺轉移做根除性切除，手術後再追加化療	

說明：肉瘤分成對化療敏感的一類和對化療抗性的一類

■ 對化療敏感的肉瘤

這類肉瘤包括骨肉瘤（osteosarcoma of bone）、Ewing 肉瘤（Ewing's sarcoma）、橫紋肌肉瘤（rhabdomyosarcoma）。這三類肉瘤對化療有較好的反應，除了手術和電療，一定要加上化療。原則是先給予前導性化療，以縮小腫瘤的範圍，然後再進行手術和／或電療，以根除殘留的腫瘤細胞，最後再給予輔助性化療，以預防腫瘤的復發和轉移。

■ 對化療抗性的肉瘤

除了前面提到的三類化療敏感的肉瘤外，其他的肉瘤，包括軟組織骨肉瘤（osteosarcoma of soft tissue），都屬於化療抗性

的肉瘤。這類肉瘤對化療沒有明顯的反應，治療原則是以手術和／或電療為主，儘量切除腫瘤，通常不需要化療。

當肉瘤發生遠處轉移時，主要轉移到肺部，佔所有轉移的80%以上。肉瘤的肺轉移與其他癌症不同，如果轉移灶數量少，體積小，且沒有其他部位的轉移，可以考慮進行肺轉移瘤的根除性切除，手術後再給予化療，通常可以治癒。

3 腦瘤的分類和治療

腦瘤的組織學分類也相當複雜，然而治療更簡單。腦瘤罕見淋巴轉移和遠處轉移，它治療的重點就是原發腫瘤。不管分類如何演進，只要歸類成兩類：對化療敏感的一類和對化療抗性的一類。具體如下：

腦瘤	化療敏感	化療抗性
病理類型	■ glioma ■ medulloblastoma ■ germinoma	其它的腦瘤都是化療無效。
治療	手 術 和／或 電 療 + 化療	手 術 和／或 電 療

說明：腦瘤分成對化療敏感的一類和對化療抗性的一類

■ 對化療敏感的腦瘤

對化療敏感的腦瘤包括膠質瘤（glioma）、髓母細胞瘤（medulloblastoma）、生殖細胞腫瘤（germinoma），對於這三類腦瘤，除了手術和電療，通常需要加上化療。

■ 對化療抗性的腦瘤

除了前面三類化療敏感的腦瘤以外，其他的腦瘤都屬於化療抗性的腦瘤。這類腦瘤對化療沒有明顯的反應，治療原則是以手術和／或電療為主，儘量切除腫瘤，通常不需要化療。

≫心得：知道你的敵人是誰（道：上皮癌、肉瘤、腦瘤），知道你的敵人在哪裡（法：T、N、M 分期），知道你有甚麼武器（術、器：手術、電療、化療），才能夠知己知彼，百戰百勝。

▌病患端的挑戰：一切亂源之始

1 無痛性腫塊難被重視

■ 無痛性腫塊：可能不引起立即關注，可持續數月至數年。

■ 諱疾忌醫：對於醫療的迴避，可能導致延誤診斷。

■ 民俗療法：在某些文化中，傳統療法可能被視為首選。

■ 網路謠言：錯誤的資訊可能導致危險的信念，例如認為「癌症不需治療」。

2 疾病拖延會錯失良機

　　病患就是一切問題的開端。病患會摸到身上有無痛性腫塊，可能持續數個月到數年，不會引起太多的不適，因此很多人對它不以為意，或者諱疾忌醫，不願意求診。這樣的做法是非常

危險的，因為無痛性腫塊可能是一些嚴重疾病的徵兆，例如乳癌、淋巴癌等。如果不及時診斷和治療，可能會錯過最佳的治療時機，甚至危及生命。

3　謬誤觀念阻礙就醫

然而，在台灣，有些人對於現代醫學沒有信心，或者覺得到醫院求診太麻煩，反而選擇了一些民俗療法來治療無痛性腫塊。有些人受到網路上一些不實或誇張的訊息影響，認為「癌症不需治療」，只要改變飲食、生活方式、心態等就可以自然康復。這種觀點是非常錯誤和危險的，因為癌症是一種細胞失控增生的現象，如果不用手術切除和放射線療法殲滅癌細胞，它們就會不斷地侵入和損害正常組織和器官，一旦發生轉移，治癒的機會極低。

≫心得：當代實證醫學才是生命的守護燈塔，照亮我們在疾病迷霧中前行的道路。

WHO 分類：定義何謂「癌症」

1　國際腫瘤疾病分類（ICD-O-3）

誰有權利做出「癌症」的診斷？病理科醫師。但是病理科醫師根據什麼學理做出「癌症」的診斷？根據世界衛生組織（WHO）出版的「國際腫瘤疾病分類（International Classification of Diseases for Oncology）」，目前是第三版（ICD-O-3）。

2 ICD-O 的組成

ICD-O 由五位數字組成，前四碼表示腫瘤的形態（morphology codes），最後一碼表示腫瘤的行為（behavior code）。我們一定要看懂尾碼的意義：

/0：良性（benign）
/1：不確定是良性還是惡性（unknown／uncertain behavior）
/2：原位癌（carcinoma in situ）
/3：惡性，原發部位（malignant, primary site）
/6：惡性，轉移部位（malignant, metastatic site）
/9：惡性，不確定是原發部位還是轉移部位（malignant, uncertain whether primary or metastatic site）

譬如我們在病理報告上看到編碼 M8070/3。M 是指腫瘤的形態和行為，8070 指腫瘤型態是鱗狀上皮細胞，/3 指腫瘤行為是原發部位惡性腫瘤。對於非病理科醫師來說，看到這樣的尾碼也能瞭解病理科醫師判斷腫瘤是良性還是惡性。如果是惡性的話，也大概知道是原發還是轉移。因此，對於臨床醫師來說，理解這些編碼對於治療方案的制定和病人預後的評估非常重要。

3 編碼案例解析

■ M88900　abdominal wall --- benign metastasizing leiomyoma
又是「benign」，又是「metastasizing」，這倒底是良性還是惡性？
尾碼/0，表示這是一種良性腫瘤。

- M80703　esophagus --- squamous cell carcinoma
尾碼/3，表示原發性食道鱗狀細胞癌。

- M80706　lung --- poorly differentiated squamous cell carcinoma
尾碼/6，表示轉移性肺腫瘤，而不是原發性肺癌。

- M49000　anterior mediastinum --- sclerosing spindle cell tumor
很罕見的病理報告，尾碼/0，表示良性。但是當時臨床醫師
和健保委員都看不懂這個 sclerosing spindle cell tumor 是啥，
居然也核發了重大傷病卡。

4　WHO 對癌症的定義是不斷更新的

　　癌症是一種嚴重的疾病，對於癌症的診斷和治療需要有專
業的知識和技術。然而，你可能不知道，癌症的診斷並不是一
成不變的，而是隨著科學的進步和新的證據，不斷更新和修正
的。同樣一個腫瘤，不同版本的 ICD-O 可能會給出不同的形態
碼和行為碼。例如，前一版 ICD-O 認為是良性(/0)，到了新版
變成惡性(/3)；或者前一版認為是惡性(/3)，到了新版變成良性
(/0)。其它(/1)變成(/3)，(/3)變成(/1)的例子也不勝枚舉。這些變
化是基於更多的臨床數據、實驗證據和專家共識而做出的，目
的是提高癌症診斷的準確性和一致性，並指導更合適的治療方
案。

　　怎麼這麼複雜，搞得大家無所適從？其實，這也反映了癌
症是一種非常複雜和多變的疾病，沒有一個單一或固定的定義
或分類。我們需要不斷地學習和適應新的知識和規範，才能更
好地對抗癌症。

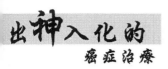

5 原位癌(/2) vs 不確定惡性(/1)：病情評估的挑戰

　　直覺上來看，數字越大表示腫瘤越嚴重，因此許多臨床醫師都認為/2 比/1 更嚴重。臨床上/2 列入醫院的癌症登記系統（簡稱癌登）；/1 認為非惡性，不列入癌登。然而，這種想法可能並不完全正確。事實上，原位癌(/2)在手術後幾乎都能被完全治癒，但尾碼為/1 的腫瘤卻經常復發。由於不被列入癌登，這些腫瘤被認為是非惡性的，就像脂肪瘤一樣，臨床醫師不會定期追蹤，導致復發時變得十分嚴重。

　　總之，腫瘤的尾碼不能單純地用數字大小來區分嚴重度。臨床醫師應該針對不同的腫瘤尾碼，制定不同的治療方案和追蹤計劃，確保患者能夠得到最好的治療效果。

　　案例 30　編碼/1，非惡性，癌登不登錄，卻很快復發

　　30 多歲女性，因左上背腫塊持續半年到某醫學中心腫瘤科求診。理學檢查發現一個約 9 公分的腫塊，疑似脂肪瘤。為了確認診斷，醫師安排細針抽吸，細胞學檢查報告顯示未發現惡性細胞（negative for malignancy）。醫師告訴他應該是脂肪瘤，只需追蹤觀察，若有長大再考慮切除。

　　10 個月後，因腫塊持續增大，求診該醫院一般外科，外科醫師安排手術切除。腫瘤檢體大小為 15 公分，手術邊緣呈陽性。根據 WHO 分類，診斷為 M8850/1 非典型脂肪瘤（atypical lipomatous tumor）。因為不是惡性，手術後未安排額外治療，也未安排定期回診。

　　2 年半後，因局部腫瘤復發，又到一般外科求治。外科醫師安排手術切除。腫瘤檢體大小為 7 公分，手術邊緣陰

性（<0.1 公分）。診斷為 M8850/3 復發性脂肪肉瘤（recurrent liposarcoma）。手術後接受局部電療 6500 cGy/26 fx。

　　1 年半後，局部腫瘤又復發，又到一般外科求治。外科醫師安排穿刺切片，診斷為 M8858/3 復發性去分化型脂肪肉瘤（recurrent dedifferentiated liposarcoma）。隨後病患失去追蹤，想必對該醫院的處理失去信心，到他院尋求第二意見。

　　病患四年間在同一部位接受三次手術，病理報告從 lipoma(/0) 變成 atypical lipomatous tumor(/1)，最後變成 liposarcoma(/3)，這是三個不同的疾病嗎？我認為不是，我認為一開始就是 liposarcoma(/3)。但是病理科醫師的判讀有時會有誤差，最初沒有發現腫瘤的惡性特徵，導致病患多次復發，最後對該醫院的醫療失去信心。

　　因此，對於尾碼/1 的腫瘤，我們不應該掉以輕心。與原位癌(/2)相比，它的預後差異極大。在臨床實踐中，我們不應忽視尾碼/1 的腫瘤，它可能需要更密切的追蹤和治療。儘管 WHO 的分類存在一定的缺陷，但在臨床實踐中仍具有參考價值。醫師應根據患者的具體情況，選擇最適合的治療方案。

≫心得：同一部位的不同診斷需要仔細審慎，以確定是否原本就是同一疾病。

案例 31　編碼/1，非惡性，癌登不登錄，卻很快復發

　　20 多歲女性，初中時期就注意到右前大腿有一腫塊，因這些年逐漸長大到 6 公分，到某醫院一般外科求治。理

學檢查提示為良性腫瘤，外科醫師安排手術切除。腫瘤檢體大小為 7 公分，手術邊緣呈陽性。手術中冷凍切片診斷為 M8800/3 梭形細胞肉瘤（spindle cell sarcoma）。手術後檢體診斷為 M8815/1 具有惡性潛能的孤立纖維瘤（solitary fibrous tumor with malignant potential），分期為 pT2N0M0。外科醫師未給予任何進一步的處理，未開立重大傷病卡，也未安排定期回診。

一年半後，局部腫瘤復發，MRI 顯示遠端股骨有轉移病灶，改會診骨科。骨科醫師安排手術採樣，診斷為復發性梭形細胞肉瘤（spindle cell sarcoma, recurrent）。疾病分期為 rcT0N0M1。

外科醫師雖然手術技術高超，卻對病理報告缺乏正確的理解。冷凍切片已經診斷為肉瘤（sarcoma），術後檢體也顯示具有惡性潛能（malignant potential），而且手術邊緣陽性，這些都指出這是一個惡性腫瘤，應該再次手術以確保手術邊緣陰性。如果再次手術不可行，也應該安排拯救性電療。然而，這位醫師沒有採取任何進一步的措施，甚至沒有開立重大傷病卡，也沒有安排定期追蹤，放任病患在一年半後復發。更不幸的是，它不僅僅是局部復發，MRI 已顯示遠端股骨轉移。從初次診斷只經過一年半的時間，就從 M0 變成 M1（骨轉移），這位年輕患者的生命已陷入死亡的危機。

這個案例再次顯示了 M8815/1 具有惡性潛能的孤立纖維瘤（solitary fibrous tumor with malignant potential）的危險性，雖然它的尾碼是/1，不被列入癌登，但這並不代表它是無害的。病患僅經過一年半的時間就已經有骨轉移，這讓人對 WHO 的分類產生質疑。

　　為避免此類悲劇再次發生，我們應對病理報告的每個細節都非常謹慎審視。更重要的是，對於不確定是良性還是惡性的腫瘤，即便手術後也應每 3 個月定期追蹤。一旦發現腫瘤復發，立即介入治療，切不可延誤病情。採取「靜觀其變」的謹慎策略，才能盡早發現並處理這類編碼/1 但有一定惡性潛力的腫瘤。

≫心得：即使不會判讀顯微鏡下的世界，也要學會分析病理報
　　　　告。瞭解腫瘤編碼及其臨床意義，從而制定合適的治
　　　　療和追蹤方案，為患者爭取最大的獲益。

一般科醫師：內科常規評估的挑戰

　　當病患因為任何症狀或徵象來求治，任何一位醫師不應目光狹隘，僅關注症狀表現部位，咳嗽只當感冒，腹痛只檢查肚子，應該對病患進行全面的「內科常規評估」。何謂「常規評估」？沒有任何異常也要做的就是「常規（routine）」，當有任何異常才做的就是「調查（survey）」。舉例來說，沒有咳嗽，照胸部 X 光片就是「routine」；當有咳嗽，照胸部 X 光片就已經在「survey」了。腹痛也檢查乳房就是「routine」；摸到乳房腫塊才檢查乳房就是「survey」了。

內科常規評估包括哪些呢？

1　評估任何可疑的臨床症狀和徵象

■ 皮膚：有潰瘍的痣、無法癒合的潰瘍、色素變化

■ 頭頸部：白斑、紅斑、口腔潰瘍、喉嚨疼痛、頸部腫塊、聲音變化

- 肺臟：咳血或咳嗽、呼吸困難、胸痛

- 乳房：乳房硬塊、分泌物、乳房皮膚凹陷或橘皮樣變化

- 胃腸道：吞嚥困難、黑便、腹痛、黃疸、便血、腹水、排便習慣改變

- 生殖泌尿道：血尿、女性陰道出血、男性睪丸腫塊

- 四肢：腫塊、疼痛、骨折

- 淋巴：多顆淋巴結、發燒、流汗、體重減輕

　　上面列出了一些常見的癌症症狀和可能的原發腫瘤，但並不是固定不變的。有些症狀可能是其他疾病的表現，有些癌症可能沒有明顯的症狀，或者和其他疾病混淆。因此，臨床上要根據病人的具體情況，做出全面而細緻的評估，並且及時安排相關的檢查，以確定診斷，排除其他可能性。例如，有些病人聲音沙啞 2、3 個月，在一般診所當成感冒治療，後來才發現是喉返神經受到侵犯造成的聲帶麻痺，進一步檢查發現是肺癌轉移所致。也有病人抱怨血痰，胸部 X 光和電腦斷層都無異狀，後來伴隨聽力受損才發現是鼻咽癌阻塞到耳咽管，導致中耳積液。

　　當然，不是每一個症狀都代表你一定得了癌症，有時候也可能是其他原因造成的。我有個「**事不過三（三，指 3 個月）**」的原則：如果是良性的原因，一般改善飲食和生活習慣都能快速改善症狀；如果是惡性的原因，隨著腫瘤倍增時間，可能在 3 個月左右持續惡化。病人有任何症狀持續三個月以上且惡化，要盡量找到病因，不要含糊帶過，也不要輕易忽視。

案例 32　十二指腸潰瘍導致貧血

　　2003 年，我 38 歲，開春第一天上班，我進入護理站，一位護理師跟我說：「廖醫師新年快樂，您看起來有些蒼白。」我心裡嘀咕，大過年的，這不是觸霉頭嗎？我不以為意，到辦公室後換上醫師袍開始查房。查房中遇見第二位護理師跟我說：「廖醫師新年快樂，您看起來有些蒼白。」俗話說三人成虎，有兩位護理師跟我說我臉色蒼白，這就讓我有些不安了。

　　我立即走到洗手台前的鏡子上，檢查自己的眼睛，果然下眼瞼沒有血色。我趕緊跑到血液室抽血檢查，血紅素只有 7.8 g/dL。我心想完了，莫非……。我立即聯絡胃鏡室安排胃鏡檢查。結果是十二指腸潰瘍出血，還住院住了一星期。

　　我沒有任何症狀，沒有喘，沒有腹痛，也不記得有沒有注意自己糞便顏色。只是一個「臉色蒼白」的徵象，我就警覺要進一步檢查。還好是虛驚一場。這個案例告訴我們，一個簡單的「臉色蒼白」就是一個很簡單的理學檢查，就可以提醒我們可能是貧血的表現，貧血的背後可能是消化道出血的隱藏徵兆，而消化道出血可能是由於潰瘍、息肉、癌症等原因造成的，必須進一步找出原因。

　　我常常看到有些醫師看到病患的血紅素低，就說病患是缺鐵性貧血，直接處方鐵劑給病患服用，這就太草率了。在沒有找出貧血的確切原因之前，隨意給予鐵劑，不僅無法解決問題，還可能掩蓋病情，延誤治療，甚至造成鐵過載的副作用。

≫心得：臉色蒼白和皮膚白皙是截然不同的命運，感謝護理同仁的警覺心。

案例33　急性白血病導致貧血

　　我的案例還算幸運,另一位醫療同行就沒那麼幸運了。當年他是40多歲男性,一般外科醫師,皮膚黝黑。他來找我的時候,主訴他是在手術台幫病患開刀時,因為喘而中斷手術。安排抽血檢查,血紅素只有 3.8 g/dL。我立即安排骨髓穿刺檢查,診斷為急性白血病,治療不到半年就往生了。

　　這位醫師太大意了。雖然皮膚黝黑可能看不出「臉色蒼白」,但是在手術臺上因為喘而中斷手術,顯然病情非一日之寒,平日他都沒有關心自己的症狀。而且到了一定年齡,應該安排健康檢查,才能早期發現癌症,他自己太疏忽了。

≫心得:即使工作繁忙,也不能忽視自己的健康。定期的健康
　　　　檢查和注意身體的異常症狀是非常重要的。

案例34　大腸癌第 4 期導致貧血

　　同樣的故事。50多歲男性,是一位有名的文化工作者。自訴過去作息日夜顛倒,飲食型態也不佳,還常跟朋友拼酒、暴飲暴食。某次參加文化節活動時,有位醫師發現病患不只整張臉慘白、嘴唇沒有血色,連露在衣服外的雙手也很白,整個人白得不正常,建議他進一步檢查。到醫院做了一連串的檢查,血紅素只有 6 g/dL。進一步檢查就是大腸癌第 4 期,已經轉移到肝跟肺,醫師用「滿天星」形容肝臟的腫瘤數量。抗癌 4 年,接受多次手術和化療,還是不幸往生。

　　病患不只臉色慘白，還「全身蒼白」，顯然病情已有一段時間。可惜他都以為是作息日夜顛倒所致，未曾安排健康檢查或癌症篩檢。再提醒一次，大腸直腸癌有年輕化的趨勢，目前國民健康署補助 50 至 74 歲民眾每 2 年一次糞便潛血檢查，大家不要放棄這個福利。

≫心得：早期大腸癌的治癒率極高，簡單的常規糞便潛血檢查，
　　　　就可以及早發現大腸癌。

案例 35　後腹腔肉瘤導致下背痛

　　皮膚黝黑可能看不出「臉色蒼白」，但有時候明明症狀很明顯，也可能會被忽略，我們來看另一位案例。50 多歲男性，也是醫療同行，主訴下背痛和左腹痛持續一年半，他一直以為工作勞累造成的肌肉勞損，長期接受復健治療，但一直沒有改善。他先到腎臟科求治，腎臟超音波發現左腎積水（hydronephrosis），進一步安排電腦斷層檢查，發現 12 公分的巨大後腹腔腫瘤。外科醫師施行剖腹探查手術並切除後腹腔腫瘤，病理報告顯示為去分化型脂肪肉瘤（dedifferentiated liposarcoma）。

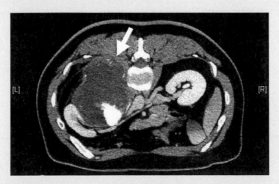

說明：電腦斷層顯示 12 公分的巨大後腹腔腫瘤，壓迫到
　　　左腎

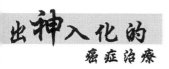

　　這位醫師太大意了。他誤以為下背痛只是姿勢不良，沒有想到可能是腫瘤壓迫神經的症狀。他自己就是復健科醫師，應該更清楚肌肉勞損的症狀和治療效果，但他卻沒有及時就醫，錯過了早期診斷和治療的機會。這個案例告訴我們，一般良性病灶改變生活習慣都會改善；任何症狀持續三個月以上且惡化，都應該引起我們的高度重視，及時安排進一步檢查，以排除癌症等嚴重疾病的可能性。我們不能因為自己的偏見或經驗而忽略了病情的變化，要及時求助專業醫師，以免延誤治療。

≫心得：醫療專業人員也常常忽視或誤解自身的異常症狀，更
　　　　強調了定期健康檢查的重要性。

② 完整過去病史和目前病史

　　詢問病人是否曾接受過手術，並且查看手術後的病理報告，因為有些病人在小型醫院或診所接受手術後，可能沒有將檢體送病理檢查，或者病理診斷不準確，這其中常隱藏有重要訊息，例如：胃癌被當作胃潰瘍開刀、黑色素瘤被當作黑痣切除、子宮肉瘤被當作子宮肌瘤切除等等。這些情況可能會影響病人的預後和治療方案，因此要特別注意。

案例 36　從病史發現原發腫瘤

　　30 多歲女性，因為肺部多發性腫瘤在胸腔內科接受肺切片，病理診斷為肉瘤（sarcoma），肉瘤不屬於胸腔內科的範圍，所以會診腫瘤科。問其過去病史，述及二年前曾接受子宮切除手術，檢視原始的病理報告指出是子宮肌瘤（leiomyoma）。全身理學檢查和電腦斷層檢查未發現其它的可能病灶。

如果真的找不到可能的原發位，原發性肺肉瘤就是最適當的診斷。但是既然病患有子宮肌瘤病史，我們透過院際合作的管道調閱病人原始的病理切片（review pathology），本院病理科醫師重新判讀的結果發現，當初就是子宮平滑肌肉瘤（leiomyosarcoma），而不是子宮肌瘤（leiomyoma）。可見不同的病理科醫師對診斷可能有極大的出入。

≫心得：不同病理科醫師對於判讀的差異可能導致診斷結果的不一致，強調了調閱病患原始玻片的重要性。

3　理學檢查

除了一般的耳鼻喉、全身淋巴、胸腹部、四肢關節、皮膚、肛診以外，還要注意以下幾點：

■ 根據病人的性別和年齡，做相應的檢查

男性要觸診攝護腺，女性要檢查乳房和會診婦科檢查骨盆。如果有高危因素，如家族史、吸煙史、性行為史等，要加強相關部位的檢查。

■ 根據病人的症狀和徵象，重點檢查可能的原發腫瘤部位

例如，如果病人有咳血或咳嗽，要仔細聽診肺部，並且注意有無臉腫、頸部和胸壁靜脈腫脹等徵象。如果病人有吞嚥困難，要檢查口腔、咽喉和食道，並且注意有無頸部腫大或硬結等徵象。

■ 不要忽略一些容易被遺漏的部位，如甲狀腺、睪丸、腋下等

甲狀腺癌是一種常見的頭頸部癌症，但很多人不知道如何檢查甲狀腺，或者誤以為是淋巴結腫大。睪丸癌是一種常見的年輕男性癌症，但很多人不願意或不習慣自我檢查睪丸，或者誤以為是炎症或水腫。腋下是乳癌和淋巴瘤的常見轉移部位，但很多人不會注意到腋下的腫塊，或者誤以為是汗腺炎或皮膚感染。

案例 37　常規檢查乳房，意外發現乳癌

50 多歲女性，全院初診。主訴間歇性腹痛持續 2 星期，所以掛腫瘤科門診。我心裡不免一陣滴咕，妳腹痛就掛胃腸科，幹嘛來我腫瘤科，嫌我腫瘤科不夠忙嗎？她解釋說胃腸科已經滿號，只有我們這邊有空檔，所以才來這裡看看。

沒辦法，上門就是病患，作為一名負責的醫師，我就開始我的「內科常規評估」。詢問完病史以後，我請病患躺上病床，從頭到腳開始理學檢查。摸到胸部時，意外摸到左側乳房有一個 7 公分大小的腫塊，我問病患知不知道她有乳房腫塊，她的回答讓我震驚：她完全不知道。這讓我不禁深思，乳癌是如此盛行，為什麼女性同胞常常忽略自我檢查的重要性呢？

我立即會診乳房外科，切片檢查為侵襲性乳管癌（invasive ductal carcinoma, IDC），臨床分期為 cT2N2M0。經過前導性化療、乳房保留手術、術後電療和荷爾蒙治療，目前已追蹤數年，無復發跡象。

　　　　每次回診時，如果身旁有醫師跟診，她總會開玩笑地說：「廖醫師最不夠意思了，當年我只是來看肚子痛，結果他送我一個乳癌。」

　　一個負責的醫師應該對病患進行全面的理學檢查，而不是只關注病患的主訴，或者隨便處方用藥。如果病患肚子痛，你只觸摸肚子，甚至有些醫師連觸診都沒有，就直接處方胃腸藥給病患，那就真的是醫匠了。

≫心得：即使病患的主訴看似與特定科別無關，全面的身體檢
　　　　查也可能發現其他潛在的問題，強調了常規理學檢查
　　　　的重要性。

4 標準的實驗室篩檢試驗

　　根據病人的臨床症狀和徵象，安排常規的血液血球檢查、血液生化檢查、尿液檢查、糞便潛血檢查。這些檢查的目的是根據異常數值安排進一步的檢查，找出可能的病因。現代的醫師有時會過度依賴檢查，例如在切片之前檢驗大量的腫瘤標記和進行多次電腦斷層、核磁共振、正子造影等檢查，這些都造成嚴重的醫療浪費和病人的不必要痛苦。事實上安排任何檢查都應該有依據，而不是亂槍打鳥。檢查的目的是為了幫助診斷和治療，而不是為了檢查而檢查。

　　開單驗血雖然是一個簡單的程序，但是很多醫師卻可能忽略了其重要性。血液血球檢查不僅包括全血球計數（complete blood count, CBC），還應該包含白血球分類（differential count,

D/C）。當周邊血液出現年輕的紅血球和白血球，稱為白紅母血球增多症（leukoerythroblastosis），我們必須高度警惕，這可能暗示骨髓存在異常，如白血病、骨髓纖維化或骨髓轉移等。血液生化檢查不僅檢測肝腎功能和電解質，還應該測定白蛋白/球蛋白比值（A/G）和血鈣（Ca）。白蛋白／球蛋白比值逆轉現象（albumin/globulin reverse）是多發性骨髓瘤的典型表現，也可能是其他慢性疾病或是慢性炎症的表現。血鈣升高可能與骨髓瘤、骨轉移或副甲狀腺亢進等疾病相關。

常規檢查的目的並不是要確定診斷，而是為了進行一個全面的篩查。當完成上述內科常規評估後，如果數值正常，我們應該朝其他可能的方向進行思考。只有當出現異常數值時，才需要進一步追蹤和診斷。例如，當病人出現胃腸道症狀或糞便潛血反應時，才需要安排胃鏡和大腸鏡檢查；同樣地，當病人出現泌尿道症狀或尿液潛血反應時，才需要進一步檢查膀胱鏡或靜脈腎盂攝影。更進一步來說，當糞便有潛血反應懷疑胃腸道出血，你要先安排胃鏡或大腸鏡呢？當然是依據病人是否臨床上有胃或大腸的病史或症狀來決定。

案例 38　從 A/G 比值逆轉現象懷疑多發性骨髓瘤

70 多歲女性，全身骨痛長達半年，在外院接受過各式各樣的檢查，最後某醫院安排骨骼掃描，發現全身骨骼多處陰影，懷疑骨頭轉移而轉介到本院。

如果你接手這位患者，發現外院的檢查幾乎都做過了還查不出來病因，這時你怎麼辦？別緊張，照樣把內科常規先重做一遍。結果發現生化檢查中有白蛋白／球蛋白比值逆轉現象（albumin/globulin reverse, A/G reverse），馬上

懷疑多發性骨髓瘤的可能性，經骨髓切片後確定診斷。小小的一個 A/G 比值就能提供如此線索，豈非小兵立大功。

　　這個案例展現了常規檢查的重要性。許多癌症患者在早期階段並沒有明顯的症狀，或者症狀與其他疾病相似，容易被誤診或漏診。因此，我們要善用最基本的「常規（routine）」血液生化檢查，找出一些可能暗示癌症的指標，如 A/G 比值逆轉、血紅素下降、白血球增高等，這些都可能是癌症的早期徵兆。總之，我們不能因為常規檢查太簡單或太便宜，就忽略了它的重要性，有時候，它可能是我們救人一命的關鍵。

≫心得：即使病患經過多重診治，對於新接手的患者，應該重
　　　　新進行內科常規評估。

案例 39　從 A/G 比值逆轉現象懷疑慢性炎症

　　50 多歲女性，因不明熱住進感染科檢查，給予 2 星期廣效抗生素無效，細菌培養無結果，安排各種影像學檢查後，僅在胸部電腦斷層發現胸椎旁有一腫塊，但感染科醫師並未施行切片。某日病人因值班醫師開立半顆 naproxen 而退燒，被認為是腫瘤熱而將病人轉至腫瘤科。誰說服用 naproxen 會退燒就是腫瘤熱，這樣的推論太牽強了。

　　該做的昂貴檢查都做了，還查不出來病因，這時你怎麼辦？別緊張，我仔細檢視該病人做過的一切檢查，發現生化檢查中有白蛋白/球蛋白比值逆轉現象（albumin/globulin reverse），而這個異常在半年前就已經存在，卻沒有進一步被調查（開立該檢查的醫師真該受到譴責）。我心

中已經有譜，馬上安排胸椎旁腫塊的穿刺切片，結果是什麼？答案是肺結核。這也解釋了為什麼病人的低熱無法退燒，卻被誤認為是腫瘤引起的。

這個案例在半年前就有 A/G 比值逆轉，即暗示病人可能有慢性感染或癌症，卻未被進一步調查。如果能及時發現並追查這個異常，就可以提早診斷肺結核，而不是等到病情惡化才發現。

≫心得：我們時常安排過多的檢查項目，卻常常忽略檢查結果中的異常。

案例 40　遺漏常規血鈣延誤副甲狀腺亢進的診斷

20 多歲男性，因頸部疼痛求診神經外科，手術後診斷為骨頭巨細胞瘤（giant cell tumor of bone），會診腫瘤科。腫瘤科醫師當時也沒有特別在意，因為這種良性但具有局部侵犯性的蝕骨性骨腫瘤一般由骨科處理。既然手術切除了，建議在外科追蹤就好，腫瘤科並未另外介入。

哪知半年後病人被送急診，全身多處骨折，檢驗後發現是副甲狀腺亢進。事後詢問病理科醫師，方知副甲狀腺亢進可能造成類似骨頭侵蝕的病理改變，稱為棕色瘤（brown tumor），與當初的骨巨細胞瘤在顯微鏡下難以區分。

回顧半年前的病歷紀錄，才發現病人一開始並未接受「常規」血鈣檢查，才造成了疾病延誤診斷和治療。

　　這個案例提醒我們，癌症的診斷不僅要依賴病理學，還要結合臨床資料和實驗室檢查。如果我們有「常規」血鈣檢查，提早發現高鈣血症，即使我們對棕色瘤（brown tumor）不熟悉，我們也不會遺漏副甲狀腺亢進的可能性。

≫心得：常規抽血檢查一定要測定白蛋白／球蛋白比值（A/G）
　　　　和血鈣（Ca）。

5 胸部 X 光片或加上患部 X 光片（plain radiography）

　　胸部 X 光片是內科常規評估中很重要的一環，它可以幫助我們發現肺部的異常，如肺炎、肺結核、肺癌等。當胸部 X 光片看到肺結節，我們要根據其形態、大小、數量、位置、邊緣等特徵，來判斷是良性還是惡性的可能性。

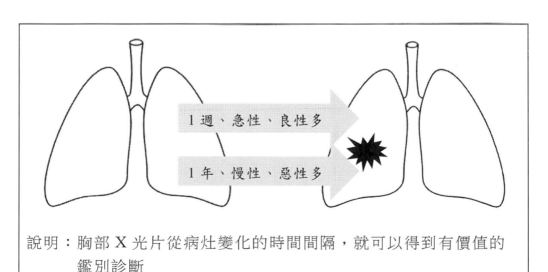

1 週、急性、良性多

1 年、慢性、惡性多

說明：胸部 X 光片從病灶變化的時間間隔，就可以得到有價值的
　　　鑑別診斷

如果有前一張胸部 X 光片可以比對，我們還要觀察肺結節的變化情況，這對於臨床鑑別診斷非常有幫助。一般來說，良性的肺結節通常是圓形或橢圓形，邊緣清晰，直徑小於 3 公分，數量少，位置多在肺周邊，且在一段時間內沒有明顯變化。而惡性的肺結節通常是不規則形，邊緣模糊，直徑大於 3 公分，數量多，位置多在肺門或肺野，且在一段時間內有明顯增大或出現新的結節。當然，這些只是一些經驗性的判斷，並不能完全排除良、惡性的可能性，因此在發現肺結節時，我們還要根據病人的年齡、性別、吸煙史、家族史、症狀等因素，進一步安排電腦斷層、支氣管鏡或肺組織切片等檢查，以確定診斷。只有確診後，我們才能給病人制定合適的治療方案。所以，我們不能因為胸部 X 光片太簡單或太便宜，就忽略了它的重要性，有時候，它可能是我們發現肺癌的第一步。

案例 41　對異常的胸部 X 光視而不見

40 多歲女性，因為左側上臂麻痛及頸部疼痛到神經外科求治。頸椎 X 光顯示頸椎輕度退化性變化及椎間盤空隙狹窄，肌電圖暗示左側正中神經及尺神經病灶或是左側頸椎第八節神經根病變。神經外科醫師診斷為腕隧道症候群（carpal tunnel syndrome），施行正中神經及尺神經減壓手術。手術後 2 個月症狀仍未改善，外科醫師也沒有進一步建議，因此掛腫瘤科門診。

一開始我還納悶，腕隧道症候群關我啥事。在問診時，病患自述幾年前因左側乳癌，在外院接受改良式乳房切除手術（MRM）及輔助性化療，病患懷疑自己的左側上臂麻痛及頸部疼痛是乳癌復發造成，因此掛腫瘤科門診。

這故事就有趣了，我將病患 2 個月前住院時的檢查全部回顧一遍，赫然發現手術當天的胸部 X 光已經顯示左側

肋膜積液已經淹一半了，這是一個非常嚴重的警訊，意味
著她可能已經發生肺轉移。我馬上安排她再做一次胸部 X
光，結果顯示左側肋膜積液已經淹滿，這更加證實了我的
懷疑。我立即將她的肋膜積液送檢，細胞學報告為轉移性
上皮癌（metastatic carcinoma）。

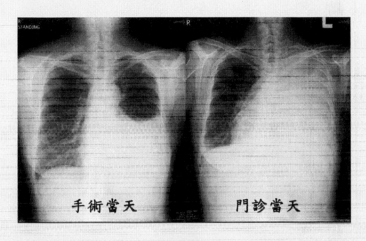

說明：左圖是手術當天的胸部 X 光；右圖是門診當天的
　　　胸部 X 光

　　這個案例呈現了一個醫療系統中的重要問題。病人患有乳
癌的病史，且常規胸部 X 光已顯示異常，但這些情況未引起足
夠的重視。無論是門診、住院還是手術室，無論是住院醫師、
主治醫師、外科醫師還是麻醉科醫師，所有人似乎都未將此列
為關注重點，僅專注於手術本身，忽略了對病人整體狀況的關
注，不管手術是否能解決病人的問題。這不僅是對病人的不負
責，也是對自己的不專業。

≫心得：即使表面上看起來沒問題，我們也應該堅持進行「常
　　　　規」檢查，不要忽略最最簡單又便宜的「內科常規評
　　　　估」。

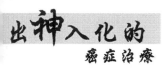

病理科醫師：確定診斷的挑戰

1 與臨床接軌

正確的病理診斷和疾病分期決定了病患的命運，然而病理科醫師和腫瘤科醫師在診斷和治療方面，常常有不同的需求。病理科醫師通常會盡責地使用組織學（H&E）和免疫組織化學染色（IHC），來鑑定組織起源和決定組織學亞型，甚至使用分子技術來進一步確認診斷。但這些繁瑣的過程有時會與臨床脫節，導致延誤治療。

對於臨床醫師而言，我們最需要的是能影響治療決策的病理診斷，而不是過度的組織學分型。對一個腫瘤檢體，我們通常只需要病理科醫師告訴我以下五個重要的訊息：

一、 它是良性還是惡性？

這是最關鍵的，如果是良性，那就可以讓病患無病解脫。

二、 如果它是惡性，它是上皮癌、肉瘤、腦瘤或是血液腫瘤？

同樣是惡性，這四類的處理有天壤之別，當然要區分清楚。

三、 如果它是上皮癌，它是原發性上皮癌還是轉移性上皮癌？

同樣是上皮癌，原發性上皮癌是 M0 疾病，轉移性上皮癌是 M1 疾病，對病患的預後差別很大，當然要區分清楚。

四、 如果它是肉瘤，它是不是 osteosarcoma of bone、ewing's sarcoma、rhabdomyosarcoma 這三種對化療敏感的腫瘤之一？

前面提過，肉瘤分類雖多，只要排除它是不是這三種化療有效的肉瘤，因為它們一定要加上化療。其它所有不屬於這三種的肉瘤，處理原則都一樣，就是手術切除，或再加上電療。因此，對於臨床處理而言，過度的組織學分型是不必要的。

五、 如果它是腦瘤，它是不是 glioma、medulloblastoma、germinoma 這三種對化療敏感的腫瘤之一？

同樣地，對於臨床處理而言，過度的組織學分型是不必要的。前面提過，腦瘤分類雖多，只要排除它是不是這三種化療有效的腦瘤，因為它們一定要加上化療。其它所有不屬於這三種的腦瘤，處理原則都一樣，就是手術切除，或再加上電療。

≫心得：病理科醫師和臨床醫師應該密切合作，確保病理診斷和治療方案能夠有效地接軌，從而為病患提供最佳的治療。

2 原發性上皮癌 vs 轉移性上皮癌分不清楚

案例 42　原發位不明癌併發頸部轉移

50 多歲男性，因右頸腫塊到某醫院求治，該醫院施行切片檢查，病理顯示為鱗狀細胞癌（squamous cell carcinoma），正子造影顯示雙側頸部第二區（level II）有多個高代謝淋巴結。頭頸部電腦斷層發現雙側頸部第一、二、三、五區有多個融合性淋巴結，雙側扁桃腺增大，雙側下鼻甲腫大，右側鼻中隔彎曲。該醫院因原發部位不明，不知如何處置，轉介到本院徵詢第二意見。

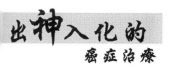

　　我審查病歷,該醫院已有完整影像學檢查,我初步診斷為原發位不明癌併發頸部轉移。對於頸部轉移性鱗狀細胞癌,首先要排除頭頸癌、肺癌和食道癌。食道鏡未見可疑病灶。耳鼻喉科檢查未發現肉眼可見的可疑病灶,於是施行常規三重切片檢查(triple biopsy),分別為右側鼻咽部、左側鼻咽部和雙側扁桃腺,病理結果均為陰性,排除鼻咽癌和扁桃腺癌的可能性。

　　綜合以上報告,我最後診斷為原發位不明癌併發雙側頸部轉移,臨床分期為 cT0N2cM0。給予主要性同步化電療,包括電療 6996 cGy/33fx 和 6 個療程的每週一次 cisplatin/UFUR。

　　然而,主要性同步化電療後發現左頸部仍有殘餘腫塊,安排細針抽吸檢查,細胞學報告呈陽性 (Positive for malignancy. Metastatic carcinoma, non-small cell type)。於是安排拯救性左頸淋巴廓清術 (level I-V),術後未再給予輔助性治療。

　　追蹤近 10 年,無頸部淋巴復發跡象,也未見其他原發病灶出現。

　　不明癌對病患和不熟悉腫瘤學的一般醫師都會產生焦慮,醫師會竭盡所能安排各種內視鏡、電腦斷層、核磁共振,甚至正子造影,希望能找到原發腫瘤;而病人會疑慮如果不能找到原發腫瘤,就不能對症下藥。

　　但是對腫瘤科專家而言是「有章有法」,安排太多的影像學和內視鏡檢查是不必要的。為何?侵犯頸部淋巴的鱗狀細胞癌(squamous cell or undifferentiated carcinoma)通常是頭頸部癌症,或可能是原發性肺癌或食道癌。如果找不到原發腫瘤,當

成原發性頭頸部癌症的話是局部晚期疾病（M0），當成原發性肺癌或食道癌的話是轉移性疾病（M1），將病人當作原發性局部晚期頭頸部癌症的原則來處理，對病患最有利，而不是當成原發性肺癌或食道癌。也就是當成 M0 給予積極治療，而不是當成 M1 給予緩和治療。

≫心得：如果找不到原發腫瘤，將其視為 M0 而不是將其視為　　　　　M1，這樣的處理方針能為患者帶來最佳的治療效果。

案例 43　初步診斷為原發位不明癌

　　60 多歲男性，有高血壓、糖尿病和高血脂的病史。病患於 2 個月前發現左前胸壁腫瘤到骨科門診求治，病患沒有疼痛、體重減輕、發燒、意識改變或呼吸困難等症狀。胸部 X 光檢查發現左上肺葉腫瘤伴有肋骨破壞。胸部電腦斷層發現左胸壁有一個 9*6 公分的異質性增強性腫瘤，伴有肋骨破壞，懷疑是惡性腫瘤（可能是軟骨肉瘤或其他）。

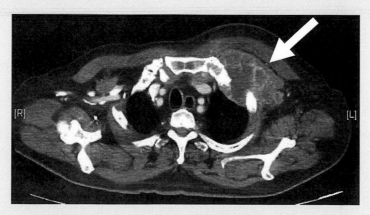

說明：電腦斷層發現左胸壁有一個 9*6 公分的腫瘤，伴有
　　　肋骨破壞

骨科安排切開式切片（incisional biopsy）。病理學顯示惡性腫瘤（malignant tumor），免疫組織化學染色（IHC）顯示惡性上皮樣腫瘤細胞，呈細胞角蛋白（AE1/AE3）、CAM5.2、GATA-3、部分 p40 陽性，而呈 TTF-1、CK5/6、CDX2、PAX-8、NKX3.1、calretinin、CD45、desmin、S100、INI-1 和 BRG-1 陰性。結果提示分化不良癌（poorly differentiated carcinoma）。GATA-3 陽性腫瘤的可能起源包括乳腺、泌尿道、各部位的鱗狀細胞癌、間皮瘤、唾液腺腫瘤等。

骨科安排正子造影，發現左肺／胸壁惡性腫瘤（腫瘤中心可能在胸壁），伴有左胸大肌侵犯和可疑左腋窩淋巴結轉移。未發現其他明確的區域性／遠處轉移或原發性惡性腫瘤。骨科提交肺癌團隊會議，肺癌團隊認為腫瘤已經超出了胸壁，肺癌的可能性比較低，反而懷疑是乳腺癌伴有肋骨轉移。於是轉診腫瘤科。

你如果接手這樣的病患是否覺得頭疼，馬上判定是乳腺癌伴有肋骨轉移，立即給予化療呢？錯了，那就是醫匠。不管先前的醫師如何判斷，當我是主責醫師時，我就要獨立思考。

1. 首先要確認組織學診斷（道）

我接手這位患者的第一件事就是確認病理診斷。病理檢體已經肺癌團隊會議討論，可以確認是分化不良癌，但無法再進一步分型，也無法明確定位原發部位。肺癌團隊懷疑是乳腺癌，於是我追加針對乳腺癌的免疫染色，腫瘤細胞呈 TRPS1 部分強陽性，而呈 ER、HER-2 或 androgen receptor 陰性。這些特徵可能部分與轉移性乳腺癌相符，但也不能直接診斷為轉移性乳腺癌。

2. 其次是確定疾病分期（法）

既然組織學診斷無法定位原發位，你要如何疾病分期？在「從道德經看癌症生死」一篇有提到：「**除非臨床上或病理上有轉移的證據證明是 M1，否則就只能歸類為臨床陰性：cM0**」，也就是說「**如果你不能證明他是 M1，你必須判他是 M0**」。

正子造影僅發現左肺／胸壁惡性腫瘤，未發現其他明確的區域性／遠處轉移或原發性惡性腫瘤。所以我不會判定他是 M1 疾病，我會判他屬於局部晚期的 M0 疾病。考慮到病人男性，乳腺癌的機會極低；而且主要病灶位於肺部和胸壁，我認為原發性肺癌侵犯胸壁的可能性最高。

3. 最後是確定治療策略（術、器）

既然是原發性肺癌侵犯胸壁的局部晚期疾病，首先考慮的就是局部治療。因為侵犯胸壁不適合手術整塊切除，於是我安排主要性同步化電療：電療的總劑量為 7000 cGy，35 分次；化學治療的方案為 vinorelbine/carboplatin，每週一次，共 6 個療程。

這個案例不是要討論後續的療效，而是要解釋思考的邏輯。肺癌團隊堅持病患不是肺癌，應該是乳腺癌或是原發位不明癌。但那又怎麼樣呢？我是主責醫師，我用我的邏輯為病患負責。

根據 IHC 的結果，本病例可能為轉移性乳腺癌，但臨床上未發現乳腺腫瘤的證據。本病例也可能為原發位不明癌，但是正子造影未發現其他原發性惡性腫瘤。因為 M0 才有治癒的機會，為了取得最大的療效，我認為本病例最可能為原發性肺癌

伴有肋骨侵犯，屬於局部晚期的 M0 疾病。但是，不論是肺癌或是乳腺癌，我給予同步化電療就是一箭雙鵰的最好做法。

總結來說，在組織病理學未能明確診斷的情形下，我採取了一種「可能性最高」的臨床思考模式：原發於肺部的可能性大，並依循相關治療規範為病人制訂最佳治療計畫，以期獲得最大療效。當然，如果後續發現有利於其他診斷（如乳腺癌或原發不明癌）的新證據，我也會重新評估調整治療策略。

臨床工作常常面臨這種病因不明確的情況，你會診斷它是乳癌、肺癌、還是原發位不明癌呢？作為醫師需要基於現有資訊作出最佳判斷，運用適當治療，同時保持開放態度並根據新發現及時調整。

≫心得：如果你不能證明他是 M1，你必須判他是 M0。

3 肉瘤 vs 良性分不清楚

案例 44　初步診斷為惡性

30 多歲男性，某醫院診斷為左前臂軟組織惡性肉瘤。接受腫瘤切除後轉介到本院，要求給予病患輔助性化療。

如我們所知，如果不是 osteosarcoma of bone、ewing's sarcoma 或是 rhabdomyosarcoma 這三種之一，輔助性化療不會提供存活好處。雖然該醫院病理報告載明梭形細胞肉瘤（spindle cell sarcoma），但沒有進一步分型。

我透過院際合作調閱原始檢體，請本院病理科醫師重新判斷（review pathology）。令人意外的是，病理科醫師將

其診斷為結節性筋膜炎（nodular fasciitis），這是一種良性病灶，它看起來像肉瘤，但不是肉瘤，常常被病理科醫師誤判為肉瘤。我告訴病患，他並不患有癌症，因此無需進行進一步的治療。

作為一位腫瘤專家，我知道我必須對病患負責。我會全面瞭解病患的病程是否正確，因為一旦確定了病理診斷和疾病分期，就決定了病患未來的治療方針和命運。即使其他醫師已經處理過這位病患，我也會重新評估，以確保病患得到最好的治療。

當外院轉介來本院接受輔助性化療時，我會先確定他們是否符合進行化療的標準。如何確認？重新評估病理報告（review pathology）就是一個很重要的步驟。在台灣的各大醫院中，病理科之間都有合作。如果病患已進行過組織檢查，我可以透過本院病理科調閱原始檢體，由本院病理科醫師重新評估報告。如果需要進行進一步的免疫染色甚至基因分析，也可以調閱原始組織蠟塊進行重新切片。儘管這個過程可能需要兩週的時間，但對於確診是極為有益的。這一關鍵步驟對於病患的診斷至關重要。

舉例來說，在這個案例中，同一份手術檢體，兩位病理科醫師的診斷不同，這對病患產生了極大的影響。通過與病理科醫師的討論後，我向病患解釋了這一良性腫瘤的診斷，因此無需進行化療。然而，身為主治醫師，我仍需謹慎，以免病患真的患有癌症而未能及時處理。因此，即使告知病患無需擔心，我仍然會在幾個月後進行追蹤，以確保無復發發生。

≫心得：一定要學會重新評估病理報告（review pathology）這個關鍵步驟。

案例 45　初步診斷為良性

　　50 多歲女性，因右小腿腫瘤到某醫院求治，手術切除後診斷為結節性筋膜炎（nodular fasciitis）。

　　半年後局部復發來本院求治，手術切除後診斷為復發性左小腿平滑肌肉瘤（leiomyosarcoma），rpT1N0M0。手術後追蹤數年，仍無復發跡象。

　　這個案例顯示了最初外院診斷錯誤的後果。如果當時能夠進一步確認她的腫塊是平滑肌肉瘤，就可以進行更徹底的手術切除，確保手術邊緣陰性，或者在手術後安排拯救性電療，可能有助於降低復發風險。

≫心得：如果最初診斷正確，給予適當治療，就可以大幅降低
　　　　復發的風險。

案例 46　初步診斷為良性

　　10 多歲男孩，因左大腿腫塊持續 3 個月在某醫院求治，MRI 顯示腫瘤大約 3 公分。外科醫師安排手術切除，病理報告為骨化性肌炎（myositis ossificans），它是一種良性病灶。外科醫師囑咐定期追蹤。追蹤期間發現局部復發的跡象，外科醫師說病理顯示良性病灶，不用擔心。

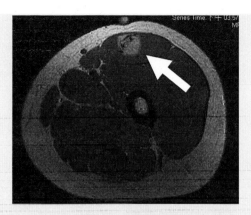

說明：MRI 顯示左大腿有一個腫塊大小約 3 公分

　　豈料大腿腫塊持續變大，病患到另一醫院求治，MRI 顯示腫瘤已有 18 公分。該醫院安排手術切除，診斷為惡性骨化性纖維黏液樣腫瘤（malignant ossifying fibromyxoid tumor）。醫師安排正子造影進行疾病分期，顯示多處骨轉移。在初次診斷後的兩年半內，從 M0 變成 M1（骨轉移）。

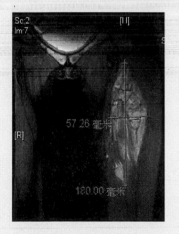

說明：MRI 顯示左大腿有一個腫塊大小約 18 公分

213

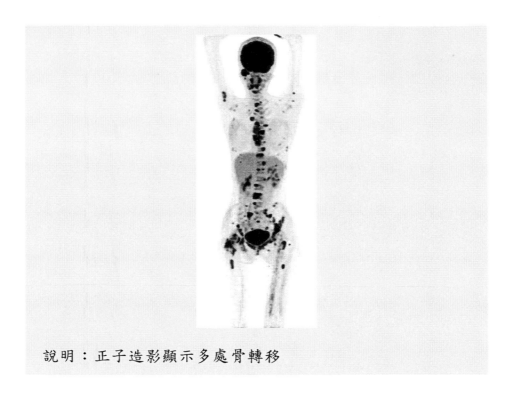

說明：正子造影顯示多處骨轉移

　　類似的案例，卻是不幸的結局。可能是因為警覺心不夠，讓原本 T1 的小病灶，在短短兩年半內演變成 M1 的骨轉移。

　　這樣的案例令人深思。儘管最初被診斷為良性腫瘤，然而短期內腫瘤迅速增大並發生復發，應該引起醫師的懷疑。良性腫瘤不應該在短期內就復發，臨床病程不符合病理診斷，原本就應該懷疑診斷是否有誤。警覺心的缺乏可能會延誤診斷和治療，因此，醫師應該時刻保持高度的警覺性，避免類似的慘痛事件再次發生。

≫心得：良性腫瘤不應該在短時間內迅速增大並發生復發。當
　　　　臨床病程不符合病理診斷，就應該懷疑最初的診斷是
　　　　否有誤。

案例 47 初步診斷為良性

　　60 多歲男性，因左腳踝腫痛持續幾個月在某醫院求治。MRI 顯示左踝有一個直徑約 3 公分的腫塊，骨科醫師施行手術切除，病理報告為左踝深部纖維瘤（deep fibromatosis）。

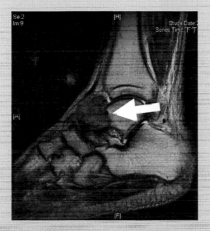

說明：MRI 顯示左踝 3 公分腫塊

　　不料，三個月後局部復發，再次施行手術切除，病理報告為梭形細胞肉瘤（spindle cell sarcoma）。安排胸部電腦斷層分期，顯示多發性肺轉移。在初次診斷後的 3.3 個月內，M0 變成 M1（肺轉移）。

　　這個案例引起了我對於醫學診斷的思考。最初的診斷為良性腫瘤，但在復發後被證實為肉瘤。這是否意味著兩種不同的疾病呢？我認為可能不是，而是病理診斷的侷限性導致了錯誤的結果。

　　身為內科醫師，我不是專業的顯微鏡觀察者，只能透過病理報告來進行診斷。我明白病理診斷有其局限性，有時可能導致良性和惡性病灶的區別不明確。然而，診斷的準確性對病患的預後至關重要。如果當初的診斷是肉瘤，就可以及早發現肺轉移，或許可以採取更積極的治療方案。但是，因為診斷延遲了 3 個月，直到診斷出肉瘤時，肺轉移已經發展到難以手術切除的程度。

≫心得：為何良性腫瘤常常和惡性肉瘤無法區別，我也百思不
　　　　得其解。

案例 48　初步診斷為良性

　　40 多歲女性，胸部 X 光意外發現左心旁腫塊，電腦斷層顯示後縱膈腔腫塊，大小約 10 公分。穿刺切片診斷為梭形細胞腫瘤（spindle cell tumor），胸腔外科切除後縱膈腔腫瘤，病理診斷為 M8815/0 梭形細胞腫瘤，提示為單發性纖維瘤（spindle cell tumor, suggestive of solitary fibrous tumor）。因為尾碼/0，是良性病灶，手術後僅觀察。

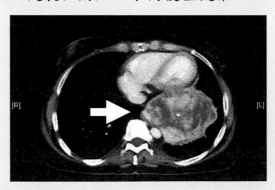

說明：電腦斷層顯示後縱膈腔腫塊，大小約 10 公分

　　然而，4 個月後，病患的頭皮出現新生結節，皮膚科醫師切除腫塊，病理報告診斷為 M6970/0 非典型梭形細胞腫瘤（atypical spindle cell tumor），依然是良性病灶。鑑於情況的複雜性，皮膚科醫師不知道後續如何處理，轉介到腫瘤科。

　　我在門診審視病歷，發現縱膈腔和頭皮病灶都被診斷為梭形細胞腫瘤（spindle cell tumor），哪有這麼巧的事情，這引起了我的興趣。而且 10 公分腫瘤長在後縱膈腔，居然是良性，聽起來也不合理。我直覺這兩個病灶應該存在某種關聯性。因為胸腔手術已經 4 個月，我先安排電腦斷層評估是否有復發。電腦斷層顯示在肝臟右葉後下段有一個 1.7 公分的新生腫瘤，疑似肝轉移。這個結果更加引起了我的疑慮，因為良性病灶不應該發生肝轉移，它們一定存在關連性。我安排肝臟細針穿刺切片，病理診斷為 M8800/6 轉移性肉瘤（sarcoma, metastatic）。

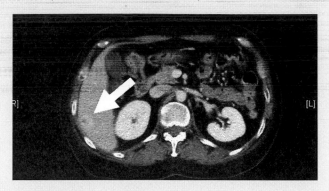

說明：電腦斷層顯示肝臟有一個 1.7 公分的新生腫瘤

　　你認為後縱膈腔、頭皮、肝臟這三個病灶有沒有關聯？我認為有可能是同一個疾病，可能都是肉瘤（sarcoma）。從臨床表現推論，應該是後縱膈腔原發性肉瘤並併發頭皮和肝臟的轉移性肉瘤。

然而縱膈腔和頭皮的病灶兩次都被診斷為良性，這令我感到困惑，特別是後縱膈腔腫瘤大小達 10 公分，居然沒有被判斷為惡性腫瘤？我覺得這些病理診斷可能有誤，因為它們與臨床表現和影像學檢查的結果不一致。

≫心得：如果近期內發生多處良性腫瘤，一定要小心是否原本就是惡性腫瘤。

4 肉瘤 vs 上皮癌分不清楚

■ 肉瘤樣癌（sarcomatoid carcinoma）

■ 上皮樣肉瘤（epithelioid sarcoma）

■ 癌肉瘤（carcinosarcoma）

在顯微鏡下，這三種腫瘤的組織學類似，都包含上皮細胞和間質細胞成分，在免疫染色中也表現出上皮細胞和肉瘤成分的特徵。因此，病理科醫師常常無法確定診斷，病理報告中常見「病理無法鑑別診斷，請配合臨床表現判斷」的描述，意思就是說「我看無啦，你自己看著辦」。

那麼臨床醫師該如何應對呢？當然是「參考臨床表現和其他檢查結果來綜合判斷」。我們看幾個例子。

案例 49　初步診斷為上皮癌

30 多歲女性，因為左踝關節持續疼痛 5 個月來求治，局部 X 光檢查發現遠端脛骨蝕骨性病灶，骨科醫師施行骨頭切片檢查，病理報告為轉移性上皮癌（metastatic

carcinoma），免疫染色顯示 CD10 廣泛陽性、AE1/AE3 局部微弱陽性，其他 EMA、CK7、CK20、HEPAR1 均為陰性，病理診斷為轉移性腎細胞癌（renal cell carcinoma）。電腦斷層疑似肺肝轉移，偏偏看不到腎臟腫瘤。骨頭掃描只有左踝關節顯影。

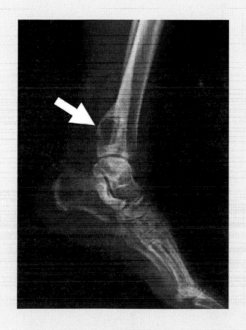

說明：局部 X 光檢查發現遠端脛骨蝕骨性病灶

　　這完全不符合腎細胞癌的典型臨床表現；考慮到年齡和腫瘤部位，反而比較像原發性骨腫瘤。我請病理科醫師進行肉瘤的免疫組織化學染色。免疫染色顯示 VIMENTIN、CD31、CD34 廣泛強烈陽性，其它 S100、HMB-45、CD56、NSE 均為陰性，最後診斷為類上皮狀血管肉瘤（epithelioid angiosarcoma）。原本被誤診為轉移性腎細胞癌的末期癌症（M1），變成局部性血管肉瘤的早期癌症（M0）。

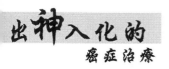

作為一名臨床醫師，對於病患的臨床表現、實驗室檢查、影像學檢查和病理學檢查等方面必須有深入的瞭解，以確保診斷的精確性。如果不同方面的檢查結果出現矛盾，就應該懷疑診斷的正確性。

就如同這個案例，病理報告顯示為腎癌，但是從患者的年齡、影像學檢查結果以及轉移部位等方面來看，這個診斷有些問題。腎癌通常發生在老年人身上，而患者只有 30 多歲，這點就很不尋常。此外，腎臟腫瘤一般都會長到很大才被意外發現，但是在這個案例中，完全看不到腎臟腫瘤，這也非常罕見。最後，一般的骨轉移多發生在脊椎、骨盆、大腿骨和上臂骨等部位，罕見於肘關節及膝關節以下；但是在這個案例中，只在左踝關節發現了單一轉移，這也很奇怪。考慮到這些疑點，我認為病理診斷存在問題。

這個案例還有後續故事，整個治療過程高潮迭起，驚奇不斷，詳情請看本章節最後一段「出神入化的癌症治療（第 273 頁）」，保證令人拍案叫絕。

≫心得：要全面了解病患的臨床病程，如果不同方面的檢查結果出現矛盾，就應該懷疑診斷的正確性。

案例50　肉瘤 vs 上皮癌分不清楚

50 多歲女性，因咳嗽及微喘到某醫院求治，胸部 x 光顯示右下肺腫瘤，電腦斷層疑似肺癌，cT4N1M0，轉介到本院胸腔科。

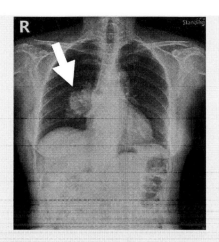

說明：胸部 X 光顯示右下肺腫瘤

　　胸腔科醫師安排支氣管鏡，支氣管鏡顯示 RS10 區域腫塊並施行切片。H&E 染色顯示惡性腫瘤，免疫染色顯示 cytokeratin(AE1/AE3)(-), CAM5.2(-), EMA(-), vimentin(+), TTF-1(-), p40(-), S-100(-), desmin(-), CD45(-)。病理科報告：「可能是肉瘤樣癌或肉瘤，建議配合臨床表現（It could be sarcomatoid carcinoma or sarcoma. Clinical correlation is suggested）」，意即：「我看無啦，臨床醫師自己看著辦」。

　　胸腔科醫師安排正子造影，顯示右下肺腫瘤，cT4N2M0。肺癌團隊會議認為是原發性肺肉瘤（primary pulmonary sarcoma），不屬於胸腔科的能力範圍，於是將病患轉介到腫瘤科，以進一步評估和治療。

　　我仔細回顧病史，肺癌團隊認為原發性肺肉瘤（primary pulmonary sarcoma），但我則傾向於原發性肉瘤樣癌（primary pulmonary sarcomatoid carcinoma）。由於病理科醫師無法判定是 carcinoma 或是 sarcoma，要求臨床醫師自行判斷，那你怎麼辦？

221

　　我曾說過：「臨床上不一定能做出「最正確」的診斷，但必須做出對病患「最有利」的診斷。」不管病患是肉瘤還是上皮癌，疾病分期是 M0，施行局部性治療才能治癒。因為疾病分期是 T4N2，不適合手術切除，於是我考慮主要性同步化電療（primary CCRT）。在化療方面，因為它可能是肉瘤或是上皮癌，化療必須一箭雙鵰，於是我選擇每週一次 docetaxel/cisplatin，這個組合對這兩種組織學都有效。病患共接受 6600c Gy/30fx 的電療及 7 個療程的化療。

　　在電療結束後 3 個月，安排電腦斷層評估腫瘤反應。電腦斷層顯示部分反應(PR)，但仍有 5.2 公分的殘餘腫瘤。我會診胸腔外科，是否能施行拯救性切除。外科醫師回答仍是無法切除的（unresectable）。面對這樣的情況，我們應該怎麼辦？化療必須一箭雙鵰，於是我給予單藥 gemcitabine，每三周為一週期，這個藥物對這兩種組織學都有效。

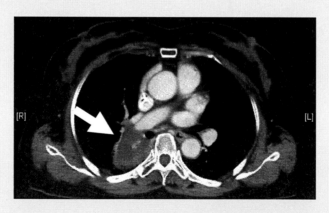

說明：電療結束後 3 個月，電腦斷層顯示仍有 5.2 公分的殘餘腫瘤

　　給予 20 個療程 gemcitabine 之後，電腦斷層一直顯示病情穩定（SD），但仍有 4.9 公分的殘餘腫瘤。化療有骨髓

毒性，不適合一直施打；而病患接受一年多的化療，身心難以負荷。怎麼辦？於是我建議病患服用 erlotinib，因為 erlotinib 適用於肺癌的維持性治療。

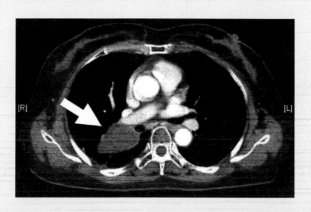

說明：病患接受一年多的化療，電腦斷層顯示仍有 4.9 公
　　　分的殘餘腫瘤

　　目前為止病患已服用 3 年的 erlotinib，電腦斷層仍然顯示病情穩定（SD）。安排正子造影，顯示肺部實質化（score 2），暗示電腦斷層顯示的殘餘腫瘤，可能僅是肺部感染／炎症所致。

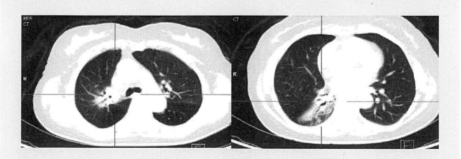

說明：病患接受 3 年多的 erlotinib，正子造影顯示肺部實
　　　質化（score 2）

■ 病理診斷是治療的第一步，但是臨床上常常有病理醫師也無法確認診斷的情況。怎麼辦？

■ 即使病理無法確定診斷，我們還是得治療，不能兩手一攤，放著不管。怎麼辦？其實很簡單。如果腫瘤沒有遠處轉移，且沒有侵及重要的結構或器官，手術切除是最有效的治療方法。

■ 如果手術切除不可行或者不完全，放射線治療就是手術的替代方案。一般都會併用化療，施行同步化電療（CCRT）。由於肉瘤樣癌和肉瘤對不同的化學藥物有不同的反應，必須挑選對兩種組織學都有效的化學藥物組合，就像本案例的 docetaxel 和 gemcitabine。

■ 化療後還有殘餘腫瘤，不可能一直給予化療，因為化療有骨髓毒性。怎麼辦？即使病患不確定是肺癌，因為 erlotinib 可應用於肺癌的維持性治療，我借用 erlotinib 應用於此病患，服用 3 年 erlotinib 仍然病情穩定。

≫心得：臨床上不一定能做出「最正確」的診斷，但必須做出對病患「最有利」的診斷。

5 肉瘤 vs 血液腫瘤分不清楚

案例 51 初步診斷為肉瘤

30 多歲女性，因右大腿軟組織腫塊接受手術切除，病理報告為未分化肉瘤（undifferentiated sarcoma），胸部電腦斷層分期無遠處轉移。病理科醫師說無法區別是否為伊汶氏肉瘤（ewing's sarcoma）或是橫紋肌肉瘤（rhabdomyosarcoma）。於是先安排手術後輔助性電療照射右大腿。

　　電療完成後不到 1 個月，病人左大腿的對稱部位又發生快速長大的軟組織腫塊，手術切除後的病理報告又是高惡性度肉瘤（high grade sarcoma），胸部電腦斷層分期仍無遠處轉移。根據我的臨床經驗，肉瘤必須先經過血液轉移到肺部，才會再轉移到全身其他的部位；這位病人沒有肺轉移就發生軟組織轉移實屬罕見，就算是同時長了雙重肉瘤也未免太巧合。病理科醫師肯定這兩次的組織學型態相同，但仍無法再進一步次分類。於是只好再次安排手術後輔助性電療照射左大腿。

　　正在等待輔助性電療的某一天，病人突然因為腹部大痛來急診求治，腹部電腦斷層發現腹腔腫瘤，手術切除後的病理報告又是肉瘤（sarcoma）。至此已超出我的經驗法則，我告訴病理科醫師從未看過肉瘤如此怪異的臨床表現，請再詳細幫我做進一步的鑑別診斷。病理科醫師再加驗一些特殊免疫染色，最終確診為淋巴瘤（CD30+ anaplastic large cell lymphoma）。

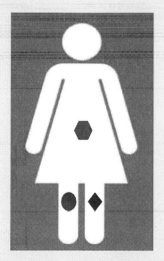

說明：病患依序在右大腿、左大腿、腹部發生腫瘤

不只肉瘤和上皮癌分不清楚，肉瘤和血液腫瘤也常常分不清楚。這位患者最初在右大腿發生肉瘤，這是比較常見的病徵，我對此沒有疑問。但是當肉瘤在左大腿再次發作時，我感到不對勁。因為肉瘤通常會先轉移到肺部，而這位患者的肉瘤卻直接轉移到左大腿，這是非常罕見的情況。即使考慮到可能是雙重癌症，時間上也太過接近了。因此，我要求病理科醫師重新評估診斷，但病理科醫師仍確認肉瘤的診斷，所以我只能接受。

而當肉瘤第三次在腹腔發作時，這種臨床表現與肉瘤完全不符，我覺得很不可思議。我與病理科醫師商量後，他也認為這個病例的臨床表現非常不尋常，因此請教其他資深醫師，最後確診為淋巴瘤。

≫心得：雖然我不具備顯微鏡下診斷的能力，瞭解臨床病程就
　　　　能發現蹊蹺。

案例 52　初步診斷為漿細胞瘤

50 多歲女性，因右膝腫塊持續 1 年，核磁共振顯示右膝外側有異質性肌肉內軟組織腫瘤，大小約 4 公分。外科醫師施行手術切除，病理報告為漿細胞瘤（plasmacytoma）。

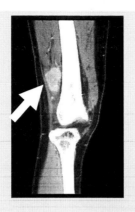

說明：核磁共振顯示右膝外側有異質性肌肉內軟組織腫
　　　瘤，大小約 4 公分

　　根據診斷，醫師採取了常規的化療治療方案。然而經
過 1 年半的化療，她的病情不但沒有好轉，正子造影反而
出現了肺轉移的現象。醫師認為是漿細胞瘤惡化，繼續給
予化療。

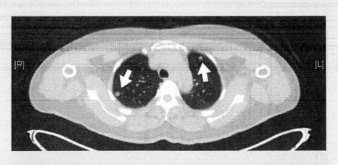

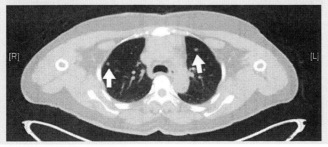

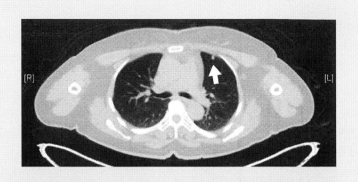

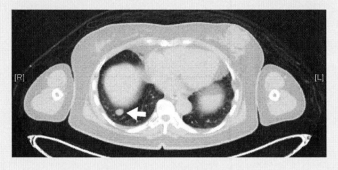

說明：正子造影顯示多發性肺轉移（箭頭處）

　　又經過 1 年半，肺轉移持續惡化，醫師覺得怪怪的，因此安排肺腫瘤穿刺切片，病理報告為肉瘤（sarcoma）。

　　這位患者最初被診斷為漿細胞瘤，這是一種相對常見的情況。然而，經過多次化療後，病情沒有改善，反而惡化。即使正子造影發現肺部有轉移病灶，但仍被誤認為是漿細胞瘤的惡化，這是一個嚴重的失誤。因為臨床上，漿細胞瘤罕見轉移到肺部，此時臨床醫師應該懷疑診斷是否正確，並進一步做病理檢查。

　　如果最初的病理診斷是肉瘤，經過手術和電療後可以治癒。即使後來轉移到肺部，積極手術切除仍然有治癒的機會。不幸

的是，最初診斷為漿細胞瘤，一旦發現肺部轉移，就只會把它當作漿細胞瘤惡化的表現，繼續進行化療，而忽略了手術切除的可能性，從而失去了治癒的機會。作為臨床醫師，我們應該對病情的變化保持警覺，隨時檢討診斷是否準確，以便選擇最佳治療方案。

≫心得：當治療療效不符合預期，要警覺最初的診斷是否正確。

6　組織學亞型分不清楚

案例 53　初步診斷為伊汶氏肉瘤

50 多歲男性，因右手掌有一個約 2 公分的軟組織腫塊到某醫院求治，該醫院施行局部切除術，病理檢查顯示腫瘤為骨外伊汶氏肉瘤（extraskeletal Ewing sarcoma, ES）和周邊原始神經外胚層腫瘤（peripheral primitive neuroectodermal tumor, PNET），免疫組織化學染色為 vimentin(+), CD99(+), CK(-), CD34(-), S-100(-), SMA(-), myoD1(-), LCA(-), desmin(-)。於是轉院到腫瘤科接受後續治療。

伊汶氏肉瘤是化療敏感的腫瘤，於是我立即給予常規的化療治療方案 CAV（cyclophosphamide, doxorubicin, vincristine）。然而，由於患者的年齡和腫瘤的部位與典型的 ES 和 PNET 不符，我們調閱原始病理切片重新複查，發現腫瘤為單相滑膜肉瘤（monophasic synovial sarcoma），免疫組織化學染色為 EMA(+), CAM5.2(-), TLE1(+), reduced INI-1(+)。單相滑膜肉瘤是化療抗性的腫瘤，於是立即停止化療。

正如前面提到的，ewing sarcoma 具有極強的侵襲性，是一種對化療敏感的腫瘤，需要及早治療。然而，考慮到患者的年齡和腫瘤的非典型特徵，所以當我看到這位患者時，我立即開始強力的化療 CAV（cyclophosphamide, doxorubicin, vincristine），以免延誤治療。同時，我也啟動了重新評估病理診斷（review pathology）的步驟，通過病理科向原始醫院調閱病理切片重新評估。最終，病理診斷被更正為單相滑膜肉瘤（monophasic synovial sarcoma），這種腫瘤只需要手術和電療，不需要化療，因此我立即停止了化療，以避免其帶來的毒性和不必要的風險。

同一份病理切片，在兩家醫院可能會得到不同的診斷，這對患者來說是非常困難和棘手的問題。作為專業的醫師，我們必須採取負責任的態度，對診斷結果進行仔細的評估和檢查，確保我們做出正確的治療決策。在這種情況下，重新評估病理診斷是一個必要的步驟，以確保病患得到適當的治療。

≫心得：即使擔心延誤病情而立即治療，也要同時審視診斷的正確性。

案例 54　初步診斷為橫紋肌肉瘤

70 多歲女性，因右背部有一個約 5 公分的軟組織腫塊在某醫院求治。該醫院施行手術切除（excision），病理報告為多形性橫紋肌肉瘤（pleomorphic rhabdomyosarcoma），免疫染色為 vimentin(+), desmin(+), MyoD1(+), SMA(focal +), S-100(-), cytokerain(-), EMA(-), CD68(-), MDM2(-), CDK4(-)，手術邊緣陽性。外科醫師未給予後續處理。

患者在術後六個月發現局部復發，來到本院徵詢第二意見。外科醫師施行廣泛切除手術（wide resection），病理

報告為平滑肌肉瘤，3.2 公分，分級為 G3。免疫染色為 h-caldesmon(+), desmin(D33)(focal+), SMA(+), cytokeratin (AE1/AE3)(-), myogenin(-), MyoD1(-), melan-A(-), SOX10(-)。由於患者前後兩次的肉瘤類型不一致，我們對病理標本進行了複查，本院病理科醫師維持平滑肌肉瘤的診斷。

我們在臨床上常見到這樣的情況：外科醫師初步診斷為脂肪瘤等良性病灶，就直接切除，沒想到切除後病理報告顯示是惡性腫瘤。以這個病患為例，在外院被診斷為橫紋肌肉瘤（rhabdomyosarcoma），外院醫師雖然聲稱已經切除（excision），但實際上只是做了切除性切片（excisional biopsy），並沒有達到廣泛切除（wide resection）的標準，導致手術邊緣陽性。根據腫瘤學規則，在手術邊緣不乾淨的情況下，應該再次手術或安排電療。此外，橫紋肌肉瘤是一種對化療敏感的腫瘤，也應該立即給予化療。可惜的是，外院醫師對此一無所知，沒有採取任何進一步的治療措施，沒有電療，也沒有化療。

結果，在手術後 6 個月，病灶局部復發。病患轉至本院求治，外科醫師再次切除復發的腫塊，但這次的病理報告卻顯示是平滑肌肉瘤（leiomyosarcoma）。這就引發了一個問題：到底是哪一家的病理報告正確？我們與本院的病理科醫師多次確認，認為平滑肌肉瘤才是正確的診斷。有些讀者可能會說，平滑肌肉瘤是化療抗性的腫瘤，還好當初外院沒給化療？這種說法完全是胡扯。我常告訴學生，治療策略的決定不能以事後諸葛亮的方式來做。當確定診斷和分期後，就要按照當時最佳的證據來制定治療方案，不能用事後改變了診斷來辯解。

≫心得：治療的策略是以當下的診斷和分期做出決定，這是「預測」的行為。

231

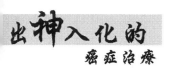

▌影像科醫師：疾病分期的挑戰

　　前面提到，正確的病理診斷和疾病分期對於病患的生死命運具有決定性的影響。疾病分期通常依靠影像學檢查，然而，影像異常是否有臨床意義，需要腫瘤科醫師綜合病患的病史、理學檢查、血液生化學檢查等多方面的數據來判斷，不能僅僅依賴於檢查報告上的單一結果就直接認定有轉移。錯誤地將局部性疾病（M0）誤判為轉移性疾病（M1），會使病患完全失去治癒的機會。因此，在診斷和分期的過程中，必須謹慎而周詳，確保最終的診斷和分期結果準確無誤。

1 疑似肝轉移的鑑別診斷

案例 55　初步診斷為肝轉移

　　10 多歲女性，主訴兩個月前因跌倒而造成左踝部傷口，之後出現左小腿進行性腫脹、疼痛，持續兩週。踝部 CT 顯示左小腿肌肉內有一個 3*5*9 公分的的腫塊，及左膕窩淋巴結腫大，可能為轉移性病變。骨科施行穿刺切片，病理報告顯示惡性小圓形藍細胞腫瘤（malignant small blue round cell tumor），免疫組織化學檢查提示腫瘤最有可能為橫紋肌肉瘤（rhabdomyosarcoma）。盆腔及左下肢 MRI 顯示左小腿遠端軟組織惡性腫瘤，主要侵犯深層屈肌群，經肌間隔延伸至伸肌群，多發性轉移性淋巴結腫大，包括左髂內、鼠蹊及膝膕窩區。胸部 CT 排除肺轉移，骨頭掃描排除骨轉移。骨科醫師施行左小腿軟組織腫瘤廣泛切除及左膝膕窩淋巴結清除，病理報告顯示肺泡型橫紋肌肉瘤（alveolar rhabdomyosarcoma）。

　　手術後安排全身 CT 以評估殘餘腫瘤。CT 掃描報告未發現明顯的腹部或胸部轉移，但有左髂外動脈淋巴結轉移，也發現左脛前區無痛性腫脹腫塊。骨科施行左髂外動脈淋巴結及左脛前區腫塊的超音波引導穿刺切片，病理報告均為轉移性橫紋肌肉瘤。最終診斷為左小腿橫紋肌肉瘤，轉移至左髂外動脈淋巴結、左膝膕窩淋巴結、左脛前區，IRS 臨床分期 IV，pT2N1M1，第四期，高危險群。

　　因為有骨盆淋巴轉移，屬於 M1 疾病，立即給予緩和性化療 VAC(vincristine、dactinomycin、cyclophosphamide)，共 14 個療程。化療後影像顯示仍無遠處轉移，於是追加電療 5040 cGy/28 fx 照射骨盆淋巴。隨後影像追蹤顯示臨床完全反應（cCR）。

　　完成化療和電療後的第 3 年，例行電腦斷層追蹤顯示一顆肝轉移（S8, 1.4 公分）。我驚覺大事不妙，立即安排肝臟 MRI。肝臟 MRI 顯示有三顆肝轉移（S8, 0.8 & 1.4 公分；S6, 1.4 公分）。雖然病患發病時有骨盆轉移，4 年後發生肝轉移並不意外，但是我覺得應該要組織學確認。於是我安排肝臟穿刺切片檢查，病理報告為肝臟局灶性結節增生（focal nodular hyperplasia）和脂肪肝（fatty metamorphosis）。

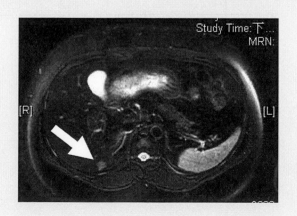

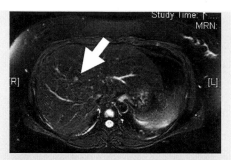

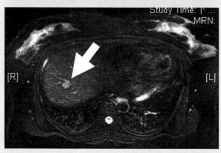

說明：肝臟 MRI 顯示有三顆肝轉移（S8, 0.8 & 1.4 公分；
　　　S6, 1.4 公分）

　　經過 10 年，病患目前仍在定期追蹤，無復發或轉移跡
象，預後良好。

　　病理報告為橫紋肌肉瘤，疾病分期為 pT2N1M1，第四期，
預後不良，我們計畫緩和性治療。然而病患在手術、化療、電
療後達到臨床完全反應（cCR），這是指在影像學檢查中，無法
發現原發性或轉移性腫瘤，這是不幸中之大幸。

　　治療後追蹤 3 年，電腦斷層和核磁共振發現肝轉移，原本
並不意外；然而病患相當年輕，如果是肝轉移恐怕很難醫治，
所以我認為應該切片檢查以確認診斷，沒想到居然是良性的肝
臟病變，又是不幸中之大幸。

事後我又追問放射診斷科醫師，他仍堅持影像上看起來是肝轉移。感謝放射診斷科醫師的專業意見和協助，但同時也提醒自己，影像學檢查並非百分之百準確，有時需要進一步的確認。

≫心得：如同病理報告，影像學檢查並非百分之百準確，有時需要進一步切片檢查確認。

② 疑似肺轉移的鑑別診斷

案例 56　初步診斷為肺轉移

50 多歲男性，有神經纖維瘤病（neurofibromatosis）病史，全身多處皮膚上或皮下出現柔軟結節已多年。因右小腿有一顆結節近期快速長大，外科醫師疑似惡性病變，安排手術切除，手術後病理報告為惡性周邊神經鞘腫瘤（malignant peripheral nerve sheath tumor, MPNST），但手術邊緣陽性。因手術邊緣陽性，原本安排手術後電療以加強局部控制。但胸部電腦斷層檢查顯示左上胸膜、右鎖骨上窩和前後窗區有轉移性腫瘤和淋巴結，左腰側皮膚也有轉移性皮下結節。外科醫師不知如何處理，於是會診腫瘤科。

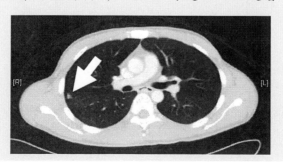

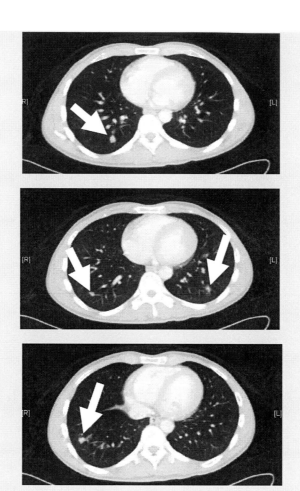

說明：電腦斷層顯示兩側肺轉移（箭頭處）

　　由於患者患有神經纖維瘤病，全身上下出現結節並不罕見，但並非所有結節都是轉移性的。為了進一步鑑別診斷，我先安排正子造影（PET），正子造影顯示全身的軟組織病灶均無顯影，因此胸部電腦斷層發現的轉移病灶可能都是神經纖維瘤的表現，而非真正的遠處轉移。最後分期維持 pT2N0M0，按照計畫給予手術後電療。

　　電腦斷層檢查能夠顯示腫瘤的大小、形狀和位置，但無法區分腫瘤的良性與惡性。特別是在神經纖維瘤病患者身上，這一問題更為複雜，因為這些患者的結節可能是良性的。因此，在確診肺轉移之前，我們需要結合其他檢查手段，如病理切片或正子造影。這種多重確認的方法有助於確保正確的診斷，並避免誤診導致的不必要擔憂和治療。

≫心得：神經纖維瘤病的患者很難區別是良性腫瘤還是轉移，
　　　　要多重確認。

案例 57　初步診斷為肺轉移

　　40 多歲女性，有神經纖維瘤病（neurofibromatosis）病史，多年來全身多處皮膚上或皮下出現柔軟結節。最近因左小腿腫塊緩慢長大持續 3 個月來本院求治。MRI 顯示囊性病灶。骨科醫師施行手術切除，手術後病理報告為惡性周邊神經鞘腫瘤（malignant peripheral nerve sheath tumor, MPNST），手術邊緣陰性。胸部電腦斷層檢查顯示多發性皮下結節、雙側肺部不規則結節、右中葉胸膜基底性病灶、小型縱膈淋巴腫大，均提示是肺轉移。外科醫師不知如何處理，於是會診腫瘤科。

　　病患無法負擔正子造影的檢查費用，於是會診胸腔外科以排除肺轉移。胸腔外科施行胸腔鏡切除右下肺結節和胸膜腫瘤，病理報告右下肺結節為肉瘤，而胸膜腫瘤為神經纖維瘤。

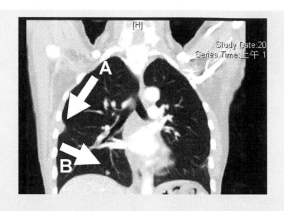

說明：手術後病理報告顯示胸膜腫瘤（A）是神經纖維
瘤，右下肺結節是肉瘤（B）

　　因為無法鑑別肺部所有結節哪些是神經纖維瘤，哪些
是肺轉移，先安排手術後電療以增強局部控制。不料 3 個
月後追蹤胸部影像，肺轉移快速惡化，遍地開花。

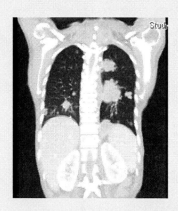

說明：胸腔鏡手術後才 3 個月，肺轉移快速惡化，遍地開
花

　　這位患者不像前一位患者幸運。前一位患者的肺結節用正
子造影證實都是良性病灶；此位患者因為經濟因素無法接受正

238

子造影，只能透過手術探查。然而，手術的結果顯示肺結節中既包含良性病變，也包含轉移性病灶，預後情況非常不樂觀。

≫心得：再一次強調，神經纖維瘤病的患者很難區別是良性腫瘤還是轉移，要多重確認。

案例 58　初步診斷為肺轉移

　　50 多歲男性，因吞嚥困難持續兩個月來求治。胃鏡顯示距離門牙 15 公分處的黏膜異常，切片報告為鱗狀細胞癌。安排核磁共振、內視鏡超音波、正子造影進行分期，最後診斷為頸部食道癌，cT1N0M0。為了保留器官，給予同步化電療。隨後定期追蹤。

　　兩年後例行電腦斷層顯示兩肺多發性肺腫瘤及右肺門淋巴轉移，最大病灶在右上肺 8 公分。看到肺轉移，你是否反射性地想給予化療？

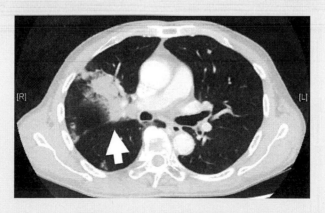

說明：例行電腦斷層顯示兩肺多發性肺腫瘤及右肺門淋巴轉移

本來食道癌併發肺轉移很常見，但是病患原本cT1N0M0，屬於相當早期的疾病，才經過兩年就肺轉移未免太快了。怎麼想都覺得奇怪，於是我安排支氣管鏡以取得組織學診斷，結果診斷為肺結核。

肺結核（M0）和肺轉移（M1）是完全不同的命運。不要看到影子就開槍，當臨床病程不符合預期時，一定要小心鑑別診斷，不可以只是看到影像就立即做出治療決定。

≫心得：台灣仍然是肺結核盛行的區域，隨時要懷疑這個診斷，特別是在看到不尋常的影像結果時。

案例 59　初步診斷為肺轉移

30 多歲男性，因左側胸壁腫塊來本院求治，主訴此腫塊曾在外院接受過兩次手術切除，醫師告訴他是纖維瘤。理學檢查發現左胸壁有一 4*4 公分突出的皮膚腫塊，皮膚毛細血管擴張、固定、堅實，無壓痛，無積液。外科醫師施行廣泛切除手術，病理報告為隆突性皮膚纖維肉瘤（dermatofibrosarcoma protuberans, DFSP），這是一種低惡性度的皮膚肉瘤。

因切除邊緣呈陽性，給予電療 6000 cGy/20fx 以加強局部控制。

一年後，常規胸部電腦斷層檢查發現兩側肺部有多發性轉移病灶，這表示癌細胞已經從原發部位擴散到肺部。我心中納悶，這明明是低惡性度肉瘤，局部治療後極少復發，就算復發也是局部復發，罕見遠處轉移，怎麼才手術

後一年就肺轉移？我立即安排正子造影，結果也顯示兩側
肺部有多發性轉移病灶，與斷層檢查的結果一致。

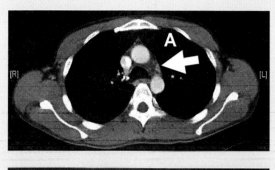

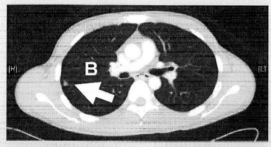

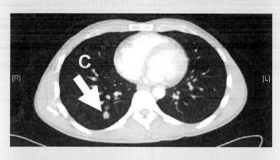

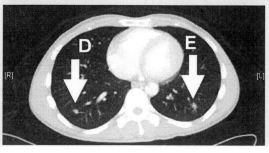

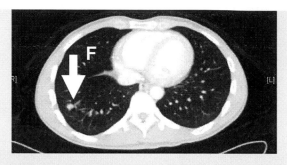

說明：電腦斷層顯示縱膈淋巴轉移（A）和兩側肺部多發
性轉移（B-F）

　　我覺得病患的表現不符合 DFSP 的臨床病程，我會診
胸腔外科施行組織學確認。胸腔外科醫師打電話給我，說
電腦斷層和正子造影的肺轉移證據如此明顯，有必要再做
肺腫瘤切片嗎？我說，我就是覺得他的臨床表現太奇怪，
一定要切片確認。如果不切片的的話，他就是 M1 疾病，
才 30 多歲直接判死刑太可惜了。外科醫師拗不過我，施行
胸腔鏡切片檢查，結果病理報告是隱球菌（cryptococcus）。

　　寫到這裡，我都很佩服自己。如果不是我的堅持，要求一
定要切片確認，才會發現它只是一個隱球菌感染的 M0 疾病，
而不是遠處轉移。如果換了其他醫師，大概當成肺轉移直接給
予化療或標靶治療，一旦肺部病灶惡化，又會當成治療無效，
換成第二線化療甚至第三線化療，後果就不堪設想。

≫心得：老話一句，要瞭解病患的臨床病程，表現不符合臨床
　　　　病程時一定要深究。

案例 60　初步診斷為肺轉移

　　60 多歲女性，主訴 4 個月前摔倒導致右大腿挫傷。自從摔倒後，就一直有右大腿的疼痛性腫塊。腫塊逐漸變大，有時會出現紅斑。她走路時疼痛加劇，所以來本院骨科求治。理學檢查發現右大腿有一個 20 公分的可觸及腫塊，局部有壓痛。電腦斷層顯示右大腿有一個肌肉內腫塊。MRI 顯示右大腿前間隙有一個深部、包膜完整、出血性和異質性的腫塊（11.2*14.2*8.5 公分），疑似惡性腫瘤，並有鄰近骨質破壞。骨科施行手術切除，病理報告為未分化多形性肉瘤（undifferentiated pleomoprhic sarcoma），手術邊緣陽性，疾病分期為 pT3。因手術邊緣陽性，原本安排手術後電療以加強局部控制。但胸部電腦斷層檢查顯示左上肺有 1 公分結節，疑似轉移。外科醫師不知如何處理，於是會診腫瘤科。

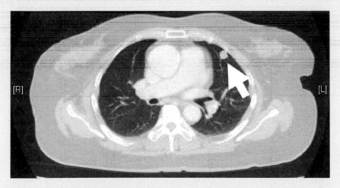

說明：胸部電腦斷層顯示左上肺有 1 公分結節

　　我審視斷層影像，單一肺結節、圓形、邊緣規則，很像是肺轉移，不像原發性肺癌。因為肉瘤併發肺轉移可以積極手術切除，會診胸腔外科施行轉移病灶切除術

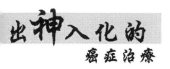

（metastasectomy），令人意外的是，病理報告為軟骨樣錯構瘤（chondroid hamartoma）。最後分期為 pT3N0M0。

軟骨樣錯構瘤（chondroid hamartoma），它是一種由軟骨、脂肪、結締組織、肌肉和骨頭等組成的良性腫瘤，是肺部最常見的良性腫瘤之一。它的斷層表現通常是單一或多發的肺部結節或肺實質性病變，邊緣可呈分葉狀、毛刺狀或不規則。而本病患的斷層表現為單一肺結節、圓形、邊緣規則，真的很像是肺轉移。幸運的是，肉瘤併發肺轉移可以積極手術切除，我們才沒有誤診為肺轉移；萬一此病患是多發性肺結節，我們一定會當成肺轉移，直接給予緩和性化療，就不可能治癒這位病患。

≫心得：肉瘤併發肺轉移可以積極手術切除，這是「預測」的行為。

案例 61　轉移性食道癌（M1）變成局部晚期食道癌（M0）

60 多歲男性，因進行性吞嚥困難持續 7 個月來本院求治，胃鏡檢查發現在食道 26 公分處有不規則腫瘤，病理切片診斷為鱗狀細胞癌（squamous cell carcinoma）。電腦斷層顯示食道腫瘤侵犯主支氣管，分期為 cT4bN3。正子造影顯示食道腫瘤及右上、中、下肺的 FDG 攝取增加，疑似肺轉移，分期為 cTxN3M0-1。提交食道癌團隊會議，影像科專家認定是肺轉移，食道癌分期為 cT4bN3M1，屬於末期食道癌，建議緩和性同步化電療。

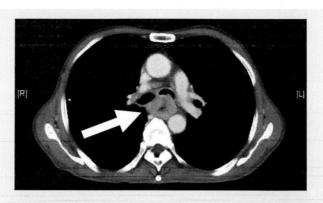

說明：電腦斷層顯示食道癌侵犯主支氣管

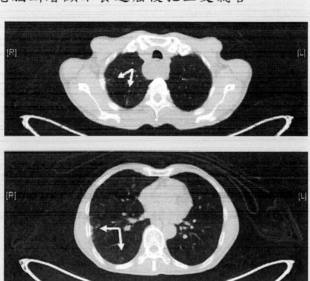

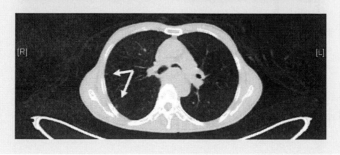

245

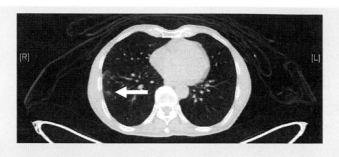

說明：正子造影疑似多處肺轉移（箭頭處）

　　我對這個診斷感到懷疑，因為我仔細審視了他的影像，發現他的右肺結節影並不典型，更像是毛玻璃樣（ground glass opacity, GGO）病灶，可能只是發炎反應，而不是真正的轉移。如果是這樣，他的分期就應該是 cT4bN3M0，還有可能透過手術治癒。於是，我決定先給他同步化電療，看看他的反應如何。

　　幸運的是，我的判斷是正確的。在同步化電療後，影像評估顯示食道腫瘤已經縮小，而且他原本的右肺結節全消失，分期為 ycT3N2M0。這個結果讓我非常高興，也讓我有了信心，我認為他應該施行食道切除手術，給他一個治癒的機會。我把這個情況提交了食道癌團隊會議，我說最初的肺轉移病灶應該只是發炎反應。團隊會議同意了我的看法，並且修訂了他的最初分期為 cT4bN3M0。

　　在得到病患的同意後，我安排了食道切除手術，手術後的病理報告顯示，食道腫瘤為鱗狀細胞癌，大小為 3*3*1 公分，周圍淋巴結陰性，分期為 ypT3N0M0。隨後，我又給他輔助性化電療，以防止復發。我一直追蹤他的病情，直到他 70 多歲時，仍然沒有復發的跡象，他的生活品質也很好。

這個案例展現了作為一名癌症專家的堅持和挑戰。雖然初步分期為 cT4bN3M1，屬末期食道癌。按照標準的治療方案，他只能接受緩和性的同步化電療，沒有治癒的希望。

然而，我對這個診斷感到懷疑，因為我仔細審視了他的影像，發現他的肺部病灶並不典型，更像是毛玻璃樣病灶，可能只是發炎反應，而不是真正的肺轉移。團隊會議同意了我的看法，並且修訂了他的最初分期為 cT4bN3M0，如此病患才能名正言順地接受治癒性的食道切除手術。直到目前，他仍然沒有復發的跡象。

這個案例讓我感到非常驕傲和感動，它證明了我的專業判斷和挑戰精神，也證明食道癌的治療是可以有奇蹟的。我希望這個案例能夠啟發和鼓勵其他的癌症專家，不要輕易放棄任何一個病患，要用心觀察和分析，為病患爭取最好的治療機會。

≫心得：眾人皆醉我獨醒，即使我們的判斷和團隊會議的結論不同，仍需時刻保持觀察、分析的專業態度，為病患爭取最佳治療機會。

3　雙重癌症的鑑別診斷

■ 同時性（synchronous）

案例 62　初步診斷為肺轉移

60 多歲女性，因右膝腫塊接受手術切除，病理報告為黏液型脂肪肉瘤（myxoid liposarcoma），手術邊緣陰性但是緊靠。手術後接受胸部電腦斷層分期，發現右下葉肺轉移。

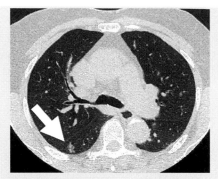

說明：胸部電腦斷層顯示右下葉肺轉移

　　鑑於肉瘤併發單一肺轉移時，可以將肺轉移做根除性切除，會診胸腔外科。外科醫師施行肺楔形切除術，病理報告卻確診為腺癌（adenocarcinoma）。

　　最後診斷為同時性雙重癌症：

■ 第一個癌症：右膝黏液型脂肪肉瘤（myxoid liposarcoma），pT1N0M0

■ 第二個癌症：右下葉肺腺癌（adenocarcinoma），T1bN0M0

　　在這個案例中，患者原本以右膝脂肪肉瘤為發病點，但分期檢查發現右下葉肺出現轉移。儘管肉瘤併發肺轉移相當普遍，然而斷層影像呈現的肺部病灶顯示毛玻璃樣，並不排除另一個原發性肺癌的可能性，這是一個關鍵的鑑別診斷問題。不論是肉瘤合併肺轉移或是第二個肺癌，都值得考慮進行根治性切除。

　　最後證實病患同時得了兩個局部性癌症，單純手術就可以治癒。

≫心得：肺癌已經躍升台灣癌症發生率的第一名，因此當疾病
　　　　分期懷疑肺轉移時，不要忘記原發性肺癌的可能性。

■ 異時性（metachronous）

案例 63　初步診斷為肺轉移

90 歲男性，因電腦斷層顯示肺轉移，建議會診腫瘤科安排化療。詳其病史，病患最初在 78 歲因左肘腫塊接受手術切除，病理報告為黏液型脂肪肉瘤（myxoid liposarcoma）。因手術邊緣陽性，接受二次手術以取得手術邊緣陰性。

在隨後的年份中，患者經歷了多次復發：

■ 於 82 歲第一次復發，接受拯救性手術。

■ 於 83 歲第二次復發，接受拯救性手術及手術後電療 6400 cGy/32fx。

■ 於 84 歲第三次復發，接受拯救性手術及手術後電療 6000 cGy/24fx。

此次例行肺部電腦斷層顯示左上葉肺轉移，高齡已 90 歲，外科不知如何處理，於是會診腫瘤科。考慮到肉瘤併發單一肺轉移時，可以將肺轉移做根除性切除，於是會診胸腔外科。外科醫師施行肺楔形切除術，病理報告卻確診為腺癌（adenocarcinoma）。

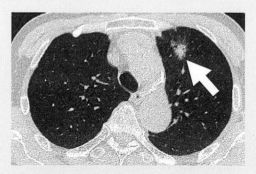

說明：電腦斷層顯示左上葉肺轉移

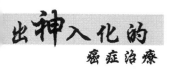

最後診斷為異時性雙重癌症：

■ 第一個癌症：左肘黏液型脂肪肉瘤（myxoid liposarcoma），無復發。

■ 第二個癌症：左上葉肺腺癌（adenocarcinoma），pT1cN0M0。

在本案例中，病患從 78 歲開始以左肘黏液型脂肪肉瘤多次發病，每次都給予根治性手術和手術後電療。在 90 歲時，例行電腦斷層發現左上葉肺轉移。原本肉瘤併發肺轉移非常常見；但是斷層顯示肺部病灶呈現毛刺狀及不規則，也不排除另一個原發性肺癌的可能性，是一個重要的鑑別診斷問題。不論是肉瘤併發肺轉移或是第二個肺癌，都應該安排根除性切除。

最後證實病患得了第二個局部性肺癌，單純手術就可以治癒。

≫心得：肺癌已經躍升台灣癌症發生率的第一名，**不論何時**，懷疑肺轉移的患者不要忘記原發性肺癌的可能性。

非腫瘤科醫師：不擅治療癌症

1 誤診為靜脈曲張

案例 64　初步診斷為靜脈曲張

30 多歲女性，因左下肢腫脹 1 個月，疑似靜脈曲張，在某醫院就診。心臟外科診斷為左總股靜脈（common

femoral vein, CFV）血栓形成（thrombosis），開始使用抗凝血劑治療。

　　治療 5 個月後未見改善，會診血液科。血液科診斷為抗磷脂質症候群（anti-phospholipid syndrome），繼使用續抗凝血劑。

　　再經過治療 1 年後未見改善，會診心臟內科。心臟內科診斷為股淺靜脈（superficial femoral vein, SFV）阻塞（occlusion），仍繼續使用抗凝血劑。

　　再經過治療 2 年後未見改善，此時病患自覺左鼠蹊部腫塊緩慢長大 1 年，要求電腦斷層檢查。

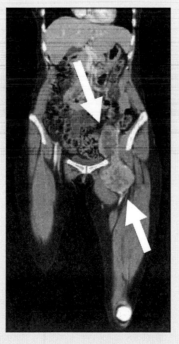

說明：電腦斷層顯示巨大的左鼠蹊部腫瘤，並且向上往骨
　　　盆腔侵犯

　　電腦斷層顯示左鼠蹊部有一個腫瘤，並向上往骨盆腔侵犯，大小約 10*8*7 公分，並有肺部和肝臟多發性轉移病灶。會診外科施行手術切除左鼠蹊腫瘤，病理報告顯示為平滑肌肉瘤（leiomyosarcoma）。最終診斷為左鼠蹊平滑肌肉瘤，併發肺部和肝臟轉移，分期為 pT2bN0M1。從首次就診到確診為平滑肌肉瘤，共延遲診斷 42 個月。

　　這個案例是罕見且悲慘的，突顯了臨床診斷上的困難和延遲，以及在醫學文獻中的缺乏。病患初步診斷為靜脈曲張，實際上卻是極罕見的平滑肌肉瘤，發生在鼠蹊部的股靜脈。這種腫瘤發生率極低，臨床表現不典型，常被誤診為靜脈炎、靜脈曲張、深部靜脈血栓或淋巴水腫。這些誤診可能導致治療延誤和腫瘤轉移，影響病人的預後。

　　病患初次發病時接受骨盆電腦斷層檢查未發現腫瘤。然而，經過心臟外科、血液科、心臟內科的診療，以及無數次的都卜勒超音波追蹤，均無醫師發現局部腫塊增大，令人不解。直到病患自覺左鼠蹊部腫塊緩慢長大一年，要求進行電腦斷層檢查，才發現腫瘤並確診為平滑肌肉瘤。從首次就診到確診為平滑肌肉瘤，共延誤診斷 42 個月。

≫心得：要隨時評估治療反應。當治療療效不符合預期，要警覺是否診斷有誤。

② 不識「sarcoma」是何物

案例 65　不識「sarcoma」是何物（沒有重大傷病卡!!）

　　50 多歲女性，因發現左下肢有腫塊，在某醫院接受了腫瘤切除術，手術後病理報告顯示為惡性纖維組織細胞瘤（malignant fibrous histiocytoma, MFH），手術邊緣 1.0 mm，該醫院未安排輔助性電療。

　　過 7 個月後，發生第一次局部復發，接受再次切除，但未安排輔助性電療。

　　又 8 個月後，發生第二次局部復發，接受再次切除，但未安排輔助性電療。

　　再 3 個月後，呼吸困難及胸痛送醫，發現血紅素僅 1.9 g/dl，骨髓切片無骨髓轉移，電腦斷層顯示左下肢腫瘤局部復發，大小約 22 公分。醫師認為是末期癌症，建議她接受化療，但她猶豫不決，於是建議病患轉介到本院接受質子治療。

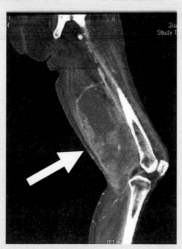

說明：電腦斷層顯示左下肢腫瘤，大小約 22 公分

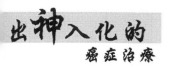

　　病患被轉送本院急診，要求質子治療。全身電腦斷層顯示兩側肋膜積液，疑似肋膜轉移。放射腫瘤科醫師看到病患的局部腫瘤如此巨大，而且已經有肋膜轉移，拒絕質子治療，建議會診腫瘤科安排緩和性化療。

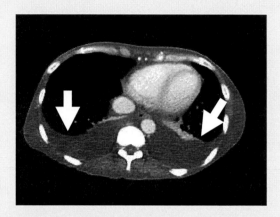

說明：電腦斷層顯示兩側肋膜積液

　　如果是你接手這樣的病患，是否覺得頭疼？你會馬上判定是局部復發併發肋膜轉移，立即給予化療呢？錯了，那就是醫匠。不管先前的醫師如何判斷，當我是主責醫師時，我就要獨立思考。

1. 首先要確認組織學診斷（道）

　　我先審視病患 3 次手術的病理報告，發現 3 次病理報告均為惡性纖維組織細胞瘤，然而病患並沒有申請過重大傷病卡，也沒接受過電療。這是個很嚴重的誤診，表示外院醫師只知道動手開刀，根本不知道「惡性纖維組織細胞瘤」是什麼東西，完全是醫匠做法。也因為不知道它是惡性腫瘤，所以也沒有安排手術後電療，才導致病患多次復發。真是不可原諒。

2. 其次是確定疾病分期（法）

　　確認組織學診斷之後，就是要確定疾病分期。然而疾病分期不僅僅是影像學分期，絕對不能忽略最基本的「內科常規評估」。我發現病患不僅嚴重貧血，而且低白蛋白血症（albumin 2.01 g/dL）。「內科常規評估」的原則是「有水必抽」，我安排兩側肋膜積液檢查，發現積液特徵是漏出液（transudate），且未發現惡性細胞。我立即安排正子造影，發現正子造影只在局部腫瘤有顯影，無遠處轉移病灶。我心中已經有了最後診斷：**病患有局部復發，但因為癌症疼痛使得病患食不下嚥，嚴重營養不良，導致貧血、低白蛋白血症、肋膜漏出液，也就是說病患看起來很嚴重，但是它是 M0 疾病。**

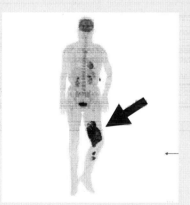

說明：正子造影顯示只在局部腫瘤有顯影，無遠處轉移病灶

3. 最後是確定治療策略（術、器）

　　當我確認是局部晚期疾病，首先考慮的就是局部治療。我告訴病患，截肢才有根治的機會，病患當場拒絕。她說她是轉介來本院接受質子治療，我這位庸醫怎麼要她截肢。

255

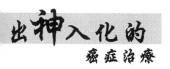

她一怒之下又要求放射腫瘤科安排質子治療。然而放射腫瘤科醫師看到病患如此嚴重，仍拒絕質子治療。我繼續與病患溝通，病患因為局部腫瘤導致痛不欲生，又沒有其他治療選項，只得同意我的建議，接受截肢手術。手術後病理報告為未分化多形性肉瘤（undifferentiated pleomorphic sarcoma），疾病分期為 rpT2bN0M0。又因為病患曾多次復發，我擔心有微量轉移，截肢後又追加 6 個療程的 doxorubicin 的輔助性化療。

4. 長期追蹤

截肢後近 10 年，目前她仍在定期追蹤，尚未發現遠處轉移。

這個案例展示了「醫師」和「醫匠」的區別。「醫匠」只著重於「術、器」，不加思考地使用開刀、電療、化療等手段；而「醫師」則重視「道、法」，不斷地檢視病患的病理診斷和疾病分期是否準確，因為這些因素決定了病患的治療策略和預後。

≫心得：醫師是為了治癒病人而努力，不是為了用藥而存在。

3 不知道會診腫瘤科／提交肉瘤團隊

案例 66　不知道會診腫瘤科／提交肉瘤團隊（沒有重大傷病卡!!）

50 多歲女性，因左大腿腫塊持續兩個月到某醫學中心求治。外科醫師施行手術切除腫瘤，手術後病理報告顯示

為骨骼外黏液樣軟骨肉瘤（extraskeletal myxoid chondro-sarcoma），大小為 6.8 公分，pT2，手術邊緣陰性但是小於 1 mm。然而，外科醫師未安排手術後電療，也未會診腫瘤科或提交肉瘤團隊。

　　手術 1 年後，病患自覺左大腿腫塊又長大，外科醫師認為是多年的靜脈曲張惡化，於是安排靜脈曲張手術（ligation and stripping of long and short saphenous vein）。手術後病理報告又是骨骼外黏液樣軟骨肉瘤，因此才轉介至腫瘤科就診。

　　我接手這個患者的第一件事，就是回顧病患的整個病史，赫然發現病患「沒有重大傷病卡」。我立即安排核磁共振和胸部電腦斷層進行疾病分期。核磁共振顯示左膝內側有一個約 5.2 公分的腫瘤，符合骨骼外黏液樣軟骨肉瘤的特徵；還發現左側鼠蹊區有多個增大的淋巴結，最大的一個約 3 公分，符合轉移性淋巴結病灶的特徵。我隨即提交肉瘤團隊討論，團隊分期為 rcT2N1M0。骨科醫師施行拯救性手術，並追加手術後電療，追蹤 4 年無復發跡象。

　　「病患並沒有申請過重大傷病卡」是什麼意思？意味著外科醫師對於「骨骼外黏液樣軟骨肉瘤」的認識不夠充分。也因為不知道它是惡性腫瘤，所以手術邊緣不夠也沒有安排手術後電療，也未請求會診腫瘤科或提交肉瘤團隊。更糟糕的是，手術後 1 年局部復發，外科醫師也沒有意識到是腫瘤復發，而是草率地當成靜脈曲張施行手術，這也凸顯了醫學中心內部管控機制的不足。

　　如果第一次手術後就給予輔助性電療，或許能夠避免後續
的局部復發。幸運的是，當肉瘤團隊接手治療以後，拯救性手
術加上手術後電療還來得及控制疾病。

≫心得：即使是在醫學中心，專業知識的不足和溝通不良仍可
　　　　能導致治療失誤。

案例 67　不知道會診腫瘤科／提交肉瘤團隊

　　80 多歲女性，因右下腹壁腫塊 1 個月到某醫院求治。
外科醫師施行手術切除腫瘤，手術後病理報告顯示為黏液
纖維肉瘤（myxofibrosarcoma, MFS），大小為 11*9*6 公分，
pT3，手術邊緣陽性。然而，外科醫師未安排手術後電療，
也未會診腫瘤科或提交肉瘤團隊。

　　5 個月後，電腦斷層疑似局部復發，但是外科醫師未安
排進一步檢查。

　　又過 2 個月後，電腦斷層疑似局部復發和兩側肺轉移，
但是外科醫師仍未安排進一步檢查。

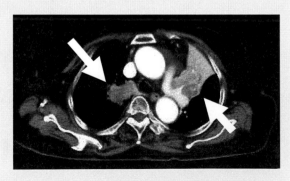

說明：電腦斷層疑似兩側肺轉移

　　再過 6 個月後，病患因喘及咳嗽到胸腔內科求治，電腦斷層已顯示多處全身轉移。由於病患已年過八旬，家屬選擇了緩和性治療。

　　這位病患從未接受過腫瘤科的會診，手術後的追蹤僅由一般外科進行。外科醫師對於「黏液纖維肉瘤」的認識明顯不足，僅僅進行了手術切除，而未考慮後續治療。由於對惡性腫瘤的性質不瞭解，導致手術邊緣呈陽性並未安排手術後電療。更糟糕的是，當電腦斷層檢查顯示疑似局部復發時，也未進一步處理，直到患者感到呼吸困難才自行求治於胸腔內科，但此時已發現多處全身轉移，無法挽回。

　　如果第一次手術後能及早會診腫瘤科，或許可以安排手術後電療，避免後續的局部復發和肺轉移。

　　即使後來發生肺轉移，如果能及早會診腫瘤科，或許還來得及請胸腔外科施行肺轉移切除術，還有治癒的機會。

　　即使後來發生多處全身轉移，如果能及早會診腫瘤科，我們給予標靶藥物如 pazopanib，或許也能延長病患的存活。

≫心得：外科醫師的專業僅限於手術，對於腫瘤治療的專業知識和處理能力極其有限，這導致了病患治療上的重大缺失。

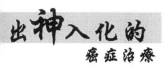

非團隊腫瘤科醫師：不完美治療

1 不瞭解肉瘤的臨床病程

案例 68　不重診斷重治療

　　50 多歲男性，因右腋下腫塊緩慢長大 2 個月，外科醫師安排手術切除，病理報告為黏液纖維肉瘤（myxofibrosarcoma），pT2N0M0。因手術邊緣陽性，給予手術後電療 7250 cGy/29fx。

　　然而，電療才結束後剛過 1 個月，病患因為右腋下腫痛再次前往急診。急診安排 MRI，MRI 報告顯示腫瘤已經局部復發並侵犯到胸壁。急診先安排了放射腫瘤科門診，但該科醫師認為電療才剛結束 1 個月，不適合再次電療，建議諮詢一般外科醫師是否可以安排拯救性手術。然而，一般外科醫師認為腫瘤已經局部復發且侵犯到胸壁，無法手術切除，於是轉介腫瘤科，建議緩和性化療。

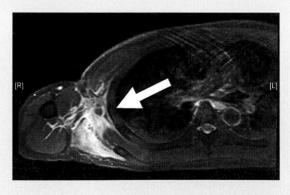

說明：MRI 報告顯示腫瘤已經局部復發並侵犯到胸壁

　　當我在門診看到這位病患就覺得納悶，手術切除加上術後電療，處理非常完整，怎麼會電療才剛結束 1 個月就復發。經過仔細的理學檢查，我發現局部病灶紅、腫、熱、痛兼具，很像是電療後導致的皮膚發炎感染，不太像是局部復發引起的皮膚充血。我先嘗試給予口服抗生素。4 天後回診，病患的紅腫熱痛明顯改善，1 個月後皮膚完全恢復正常。

　　這真是令人難以置信！一個最常見的皮膚細菌感染，放射腫瘤科和一般外科醫師都沒有發現，僅僅專注於腫瘤復發的可能性，而忽略了治療的副作用。幸虧我及時做出了正確的診斷，否則若盲目進行化療，後果不堪設想。

≫心得：連一個簡單的紅腫熱痛都無法鑑別診斷，真是匪夷所思。

② 著重治療，不注重診斷和分期

案例 69　不重診斷重治療（沒有重大傷病卡!!）

　　60 多歲男性，主訴過去 8 年來因左大腿腫瘤在某醫院每三到四個月接受腫瘤切除術。此次腫瘤再次增大，因此他前來本院諮詢第二意見。最初由同事接待診治。同事首先審視該醫院的病理報告，病理報告為平滑肌肉瘤（leiomyosarcoma）。同事安排局部核磁共振，發現局部腫瘤大小約 33 公分，認為是晚期疾病，立即給予第一個療程的緩和性化療，使用 doxorubicin/ifosphamide。

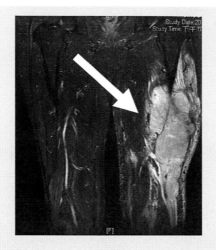

說明：核磁共振發現局部腫瘤大小約 33 公分

在化療開始後的兩天，碰巧在電梯間與我相遇，他說有這麼一位肉瘤案例，問我有沒有興趣接手？我當場答應了。對於這樣一個有 33 公分局部腫瘤的病例，你是不是馬上判定是末期癌症，繼續給予第二個療程化療呢？錯了，那樣的判斷太草率了。不管先前的醫師如何判斷，當我成為主責醫師時，我就要獨立思考。

1. 首先要確認組織學診斷（道）

我先審視病患從外院帶來的病理報告，發現多次病理報告均為平滑肌肉瘤。然而，令人驚訝的是，儘管患者在過去 8 年中接受了多次手術，但從未申請過重大傷病卡，也未接受過電療。這又是一椿很嚴重的誤診案例，表示外院醫師只知道動手開刀，卻對平滑肌肉瘤的本質一無所知，完全是醫匠做法。也因為不知道它是惡性腫瘤，沒有施行廣泛切除和手術後電療，才會導致病患多次復發。這實在是令人難以接受。

2. 其次是確定疾病分期（法）

　　確認組織學診斷之後，就是要確定疾病分期。我安排胸部電腦斷層，未發現肺轉移跡象。我心中已經有了最後診斷：**病患有局部復發，但是沒有遠處轉移，也就是說病患的腫瘤看起來很巨大，但是它是 M0 疾病。**

3. 最後是確定治療策略（術、器）

　　當我確認是局部晚期疾病，首先考慮的就是局部治療。我告訴病患，可能需要截肢才有根治的機會。我同時提交肉瘤團隊會議進行多學科討論。因為腫瘤有 33 公分，骨科醫師說無法施行廣泛切除手術，只能考慮截肢；然而，放射腫瘤科醫師卻很有把握地說該病患仍能接受電療。儘管我認為電療的照射範圍太廣泛，很難完全清除腫瘤，但由於患者不願接受截肢，我決定先讓他接受電療，若效果不佳再考慮截肢。

　　病患接受電療 60 Gy/30 fx。又因為病患曾多次復發，我擔心有微量轉移，電療後我又追加 6 個療程的鞏固性化療，使用 doxorubicin/ifosphamide。

4. 長期追蹤

　　電療後已近 10 年，目前病患仍在定期追蹤。雖然核磁共振顯示仍有殘餘腫瘤，但是多年來並未增大，而且每年一次的胸部電腦斷層都未發現肺轉移跡象。因局部電療造成局部肌肉纖維化，病人走路一拐一拐的，但不需要輪椅輔助。病患對治療效果相當滿意，畢竟保留了肢體。我告訴病患仍要定期追蹤，萬一下次再復發，只能選擇截肢了，那又是未來的另一段故事了。

　　這個案例又再一次展示了「醫師」和「醫匠」的區別。「醫匠」只著重於「術、器」，盲目地使用手術、電療、化療等方法；而「醫師」則重視「道、法」，期望在 M0 疾病時採用局部治療以根治患者，而不是在 M1 疾病時使用藥物以延緩疾病惡化。

≫心得：僅僅因為腫瘤很大就立即採取化療行動，而不考慮重
　　　　新分期，這樣的做法就是醫匠。

3　不知道肉瘤肺轉移可以切除

案例 70　錯、錯、錯、錯，連四錯！

　　40 多歲男性，來本院諮詢第二意見。詳其病史，我發現他在某醫學中心的病歷明載左臀骨骼外骨肉瘤（extraskeletal osteosarcoma），1 年前曾接受手術切除及輔助性電療。我審視手術前疾病分期影像，發現手術前只有骨盆電腦斷層，未涵蓋肺部（第一錯！），這是一個嚴重的疏漏。

　　手術後 4 個月，該醫院安排胸部電腦斷層，顯示兩側各有一顆肺轉移，腫瘤科醫師開始緩和性化療（第二錯！），給予六個療程的高劑量 methotrexate（第三錯！）。

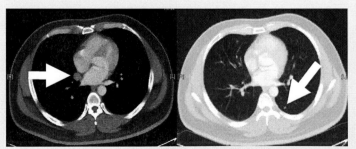

說明：手術後 4 個月胸部電腦斷層顯示兩側各有一顆肺轉移

　　此次因完成六個療程化療，安排胸部電腦斷層評估療效，胸部電腦斷層顯示兩側肺轉移變大且變多。然而，腫瘤科醫師不知下一線如何處理（第四錯！），因此建議患者前來本院尋求第二意見。

　　雖然這位患者外觀與正常人無異，ECOG PS 為 0，並無任何症狀，但年僅 40 多歲就被診斷患有四肢肉瘤且有遠處轉移，使他只能在死亡的陰影下苦苦掙扎。儘管臨床病史僅僅是幾行字，但是臨床處理卻是錯、錯、錯、錯，連四錯，一路錯到底！

　　第一錯，如果四肢肉瘤發生遠處轉移，主要轉移到肺（佔 80%）。因此，在手術前疾病分期一定要安排胸部電腦斷層以排除肺轉移。然而，這位患者手術前只安排了骨盆電腦斷層，錯！

　　第二錯，不同於其他癌症的肺轉移是死刑，肉瘤的肺轉移接受積極手術切除仍有機會治癒。因此，應該立即會診胸腔外科醫師以完全切除肺轉移。即使某些肺轉移位於深部或是靠緊血管，無法手術切除，也可以安排放射線照射肺轉移病灶。然而，這位患者發現肺轉移時，只有左右各一顆，卻沒有安排手術切除，錯！

　　第三錯，雖然都是 osteosarcoma，extraskeletal osteosarcoma 發生在軟組織，臨床行為類似 soft tissue sarcoma，而不是 bone osteosarcoma。因此，在化療的選擇方面，有人建議 osteosarcoma-type（methotrexate, cisplatin, doxorubicin, ifosfamide），有人建議 soft tissue sarcoma-type（doxorubicin +/- ifosfamide），NCCN 建議當成 soft tissue sarcoma。因此，第一線絕對不應該單用 methotrexate，錯！

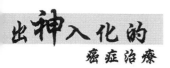

第四錯，六個療程的高劑量 methotrexate 無效，還有很多藥物譬如 cisplatin、doxorubicin、ifosfamide 等，都是很好的選擇，甚至 pazopanib 也是標準的第二線治療，怎麼會毫無頭緒地不知道下一步該如何處理，錯！

≫心得：簡單的幾行病史，處理一錯再錯，這反映了治療過程中對於專業知識的需求。

▌團隊腫瘤科醫師：最適當治療

腫瘤治療的過程就像一場生死攸關的大戲。

每個病患的病情都是一部獨特的劇本。有些人的劇本是好的，有些人的劇本是爛的。好劇本的人，腫瘤沒有轉移，只要接受局部性治療，就有很大的機會治癒。這種病情，稱為 M0 期。爛劇本的人，腫瘤已經轉移到其他部位，即使接受全身性治療，也沒有機會治癒。這種病情，稱為 M1 期。

你的治療方案，就是這場戲的演員。有些演員是主角，有些演員是配角。局部性治療就是主角，例如手術、放射線、冷凍等。這些治療，可以剷除腫瘤。全身性治療就是配角，例如化學療法、免疫療法、標靶療法等。這些治療，只能抑制腫瘤的生長或轉移，無法獨自進行，只能站在輔助主角的地位。

而腫瘤科醫師不是要當主角，也不是要當配角，他是這場戲的導演。他們會根據你的病情，設計最適合你的治療方案，決定誰是主角，誰是配角；誰要上場，誰不要上場；誰先上場，誰後上場。各科分工合作，才能達到最佳的療效。

案例 71　巨大右髂骨伊汶氏肉瘤

　　20 多歲女性，因右髖關節疼痛持續兩個月來本院求治。MRI 顯示右髂骨腫瘤，穿刺切片診斷為伊汶氏肉瘤（ewing sarcoma），分期為 cT1N0M0。

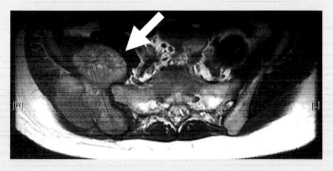

說明：骨盆核磁共振顯示巨大右髂骨腫瘤

　　我剛看到 MRI 時感到很苦惱，腫瘤長在這個位置，以後該怎麼開刀，難道要把骨盆切掉一半？根據腫瘤治療原則，伊汶氏肉瘤對化療有效，於是先給予 4 個療程的前導性化療，再視腫瘤的反應來決定下一步。

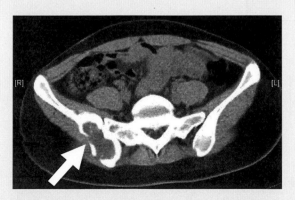

說明：前導性化療後的 MRI 顯示腫瘤明顯縮小

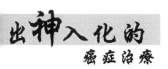

前導性化療後的 MRI 顯示腫瘤明顯縮小，立即安排手術切除。腫瘤檢體顯示腫瘤壞死達 95%，暗示化療反應極佳。手術後繼續給予輔助性電療和輔助性化療。目前已經無病存活近 10 年。

這個案例展示了團隊合作的重要性。先給予正確的診斷和疾病分期，前導性化療讓場面熱鬧開場，接著主角手術切除腫瘤，然後輔助性電療和輔助性化療完美收尾。

≫心得：儘管最初被認為難以治療，但通過團隊的共同努力，我們取得了令人滿意的結果。

出神入化的癌症治療

1 萬變不離其宗

作為腫瘤科醫師，雖然無法熟悉所有疾病，但治療的核心原則卻是萬變不離其宗。診治患者的第一步是確定病理診斷，第二步是確定疾病分期。對於 M0 期的疾病，應該選擇各種局部性治療手段剷除腫瘤，這樣有治癒患者的機會。再配合全身性治療，招招殺敵，達到出神入化的癌症治療。

案例 72　懷孕 27 週

30 多歲女性，因右肩頸腫塊在外院求治，外院安排右肩及右鎖骨上淋巴切除性切片，診斷為右鎖骨上窩上皮樣血管內皮瘤（epithelioid hemangioendothelioma）併發區域

淋巴轉移，外科醫師不知如何處理，於是轉介本院諮詢第二意見。

我在門診理學檢查中發現仍有殘餘腫瘤，表示外院並未廣泛切除，只是進行切片檢查。有些讀者會說，epithelioid hemangioendothelioma 不需要化療，可以先安排影像學分期，再轉給外科開刀啊？這麼簡單的話，外院就會自行處理，也不用轉到本院。主要的問題是，病患自述當時懷孕27週（第二胎），那要怎麼分期，何時開刀，電療又要怎麼安排？

憑藉豐富的臨床經驗，我能夠立即制定出適合的治療計畫：對於懷孕患者，可以先進行 MRI 以確定疾病分期，然後安排手術切除腫瘤，避免使用對胎兒有影響的電腦斷層。待生產後，再進行電腦斷層檢查，根據最新的分期情況，給予局部電療。萬一發現有肺轉移，也可以及時進行手術切除肺轉移。這樣既能保護母嬰健康，又能有效控制腫瘤發展，完全是有攻有守的治療計畫。

案例 72（續）　　計畫趕不上變化

我立即安排 MRI，MRI 顯示右鎖骨上和右腋下有殘餘腫瘤，於是會診骨科醫師。骨科醫師在懷孕 34 週施行手術切除。手術後回診，我翻閱手術紀錄單及病理報告，發現骨科醫師僅切除右鎖骨上的腫瘤。我大吃一驚，MRI 明明看到右鎖骨上和右腋下都有腫瘤，怎麼只開了鎖骨上？骨科醫師解釋他對腋下淋巴手術不太熟悉。

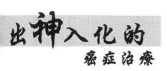

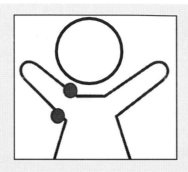

說明：初診時 MRI 顯示右鎖骨上和右腋下有殘餘腫瘤
　　　（示意圖）

　　天啊，患者已經懷孕 34 週，手術應該要完全切除腫瘤才算成功。如果骨科醫師對腋下淋巴手術不太熟悉，應該在手術前提出來，或者進行手術時會診其他外科醫師以確保完整切除。否則，這就像是「鋸箭法」，只切除對自己來說比較容易的部分，這是不可接受的。

案例 72（續）　亡羊補牢

　　孕婦接受麻醉手術對孕婦和胎兒都存在風險，不宜冒險進行第二次手術。無奈之下，等到 38 週自然分娩後，立即安排電腦斷層。結果讓我感到困惑，電腦斷層居然顯示右鎖骨上和右腋下都有殘餘腫瘤，我納悶當時骨科醫師到底是怎麼開刀的。有了前一次的教訓，我決定改變策略，改會診乳房外科醫師，切除右鎖骨上和右腋下腫瘤，手術後給予電療 6000 cGy/30 fx。

　　實體腫瘤就是要靠手術和電療剷除乾淨。從懷孕到生產，她經歷了許多困難，但最終成功地消除了腫瘤細胞。

案例 72（續）　　步步驚心

　　從初診到電療結束歷經 5 個月，中間接受兩次手術。
我考量整個臨床病程拖延太久,可能有微量轉移的可能性,
建議輔助性化療。在化療前,先安排電腦斷層重新分期,
不料報告顯示 S8 有新發生的低密度結節,在顯影劑後有強
烈增強,大小為 2.7*2.6 公分,懷疑有肝轉移。肝臟超音波
也支持 S8 肝轉移（3.8*3.0 公分）。

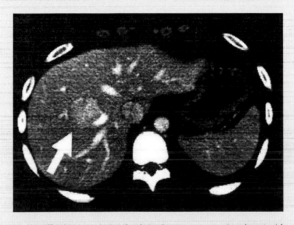

說明：電腦斷層顯示 S8 有新發生的低密度結節,大小
　　　2.7*2.6 公分

　　我真是晴天霹靂。但由於肉瘤主要轉移到肺部,再轉
移到其他部位；此時只在肝臟發現轉移,不符合臨床病程。
於是我安排肝臟穿刺切片,報告顯示為陰性（negative for
malignancy）。既然切片結果為陰性,我給予 6 個療程的
doxorubicin。隨後對肝臟腫瘤進行追蹤,結果腫瘤也消失
了。

　　病患後來又生兩胎,至今無病存活已 10 多年。

　　面對懷孕中發現腫瘤的婦女，我感到非常棘手和焦慮。要如何進行影像分期、選擇手術時機，並且確保母嬰的安全，都需要我們格外謹慎小心，如臨深淵，如履薄冰。當在懷孕初期發現惡性腫瘤時，手術、電療、化療等治療方式都有可能對胎兒產生染色體異常、生長遲緩、先天性畸形等不良影響，因此醫師通常會建議患者中斷懷孕，以免病情拖延太久。然而，當我第一次看到這位患者時，她已經懷孕 27 週，必須步步為營，採取更謹慎和積極的治療方案，才能母子兩全，否則可能一屍兩命。

　　然而，這位患者是否真正理解當時她的「命懸一線」，以及醫師在背後所做的一切努力呢？我相信對於如此複雜的病情和驚心動魄的過程，她可能無法完全理解，而只是把自己的生命交付給醫師。就像俗話所說的「醫師緣、主人福」一樣，我相信這是一段美好的緣分。

≫心得：隨機應變，隨時修改治療策略，才是腫瘤科醫師的真
　　　　本領。

2 診斷、分期、治療、追蹤，環環相扣

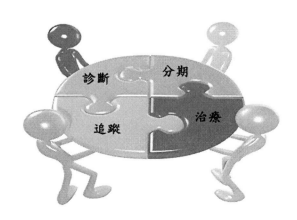

　　在癌症治療的道路上，診斷、分期、治療和追蹤是一個環環相扣的過程，需要經過精密的規劃和精湛的技術。作為一名具有 30 年經驗的癌症專家，我深刻理解這個過程的複雜性和挑戰性。下面將透過一個具體的案例來突顯這種專業精神，藉此闡釋何謂真正的「出神入化的癌症治療」。

案例 73　初步診斷為腎癌併發骨轉移

　　30 多歲女性，因左踝關節持續疼痛 5 個月來骨科求治。局部 X 光檢查發現遠端脛骨蝕骨性病灶，骨科醫師施行骨頭切片檢查，病理報告為轉移性上皮癌（metastatic carcinoma），型態上疑似肝細胞癌（hepatocellular carcinoma）或腎細胞癌（renal cell carcinoma）。免疫染色顯示 CD10 廣泛陽性、AE1/AE3 局部微弱陽性，其他 EMA、CK7、CK20、HEPAR1 均為陰性，病理科醫師認為是轉移性腎細胞癌。電腦斷層發現右上肺葉有兩個 0.9 公分小結節，肝臟有兩個 1.6 公分和 1.7 公分小結節，均疑似轉移；偏偏看不到腎臟腫瘤。骨頭掃描只有左踝關節顯影。骨科醫師診斷為腎細胞癌併發肺和肝轉移，cT0N0M1。放射腫瘤科醫師開始給予緩和性電療，照射遠端脛骨病灶。泌尿科醫師建議給予免疫療法，接著轉診腫瘤科。

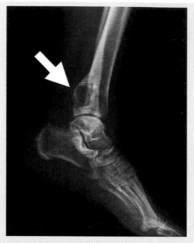

說明：局部 X 光檢查發現遠端脛骨蝕骨性病灶

　　聽起來合情合理，有病理診斷，有疾病分期，有跨科別合作，看似完美的組合。然而，事情有這麼簡單嗎？

案例 73（續）　病理診斷對嗎？（道）

　　針對所有新診斷的患者，我都會運用自己的專業判斷來仔細審視病史，而不會隨波逐流。對這位患者的病史最大的懷疑就是，我從未見過腎細胞癌的患者，還看不到腎臟腫瘤，就已經發生遠處轉移，這樣的臨床表現相當罕見。我將病人的電腦斷層再仔細看一遍，右上肺葉的小結節有轉移的可能，但是那兩個肝腫瘤比較像血管瘤，而不是肝轉移。此外，局部 X 光檢查看到界限明顯的遠端脛骨蝕骨性病灶，並非典型的骨轉移好發部位，反而比較像原發性骨腫瘤的特徵。基於這些理由，實在無法說服我它就是腎細胞癌，因此我與病理科醫師進行了溝通，提出了我的疑問，並要求進行更多的肉瘤免疫染色。最終，免疫染色顯

示 VIMENTIN、CD31、CD34 廣泛強烈陽性，而其他標記如 S100、HMB-45、CD56、NSE 均為陰性。根據這些結果，病理科醫師最後確診為類上皮狀血管肉瘤（epithelioid angiosarcoma），低惡性度。

這確實是一個常見的困擾，因為在組織學上上皮樣肉瘤（epithelioid sarcoma）和肉瘤樣上皮癌（sarcomatoid carcinoma）之間的鑑別確實具有挑戰性。這兩種組織學都呈現出上皮樣細胞和肉瘤樣細胞，而且在常規的蘇木精－伊紅染色（H&E stain）和免疫組織化學染色（IHC stain）中都表現出相似的特徵，這增加了準確診斷的難度。這就需要醫師們結合臨床表現、病史、影像學和免疫組織化學染色等多方面信息來做出準確的診斷。

案例 73（續）　疾病分期對嗎？（法）

四肢肉瘤主要轉移到肺部，由肺部再轉移到其它部位。該病患一發病就是肺、肝轉移，這種情況並不多見。電腦斷層發現右上肺葉有兩個 0.9 公分小結節，肝臟有兩個 1.6 公分和 1.7 公分小結節，報告均疑似轉移。

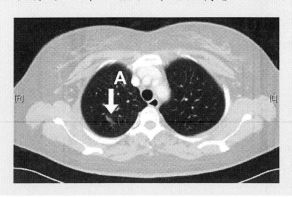

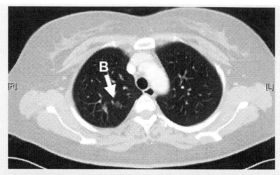

說明：電腦斷層發現右上肺葉有兩個 0.9 公分小結節
（A、B）

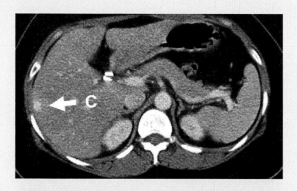

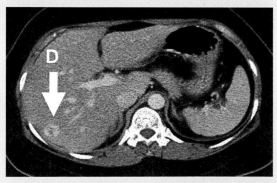

說明：電腦斷層發現肝臟有兩個 1.6 公分（C）和 1.7 公
分（D）小結節

　　我審視影像，看起來都不像是典型的肺、肝轉移，應該進一步確認是否為真的轉移。安排穿刺切片是一個選擇，但是無論是肺切片或是肝切片都有難度，因為轉移病灶不是很大。穿刺切片不可行的話，我只能安排第二影像確認。我安排腹部 MRI，核磁共振確認是肝臟血管瘤，同樣看不到腎臟腫瘤。原本被誤診為轉移性腎細胞癌的末期癌症（cT0N0M1），現在被重新分類為局部性血管肉瘤的早期癌症（cT1N0M0），對病人的衝擊不言可喻。

　　有人會問：為什麼安排腹部 MRI，而不是安排肺部 MRI？因為當時醫院沒有全身 MRI 的設備，肺部 MRI 和腹部 MRI 必須分兩次安排。優先安排腹部 MRI，是因為肺轉移可以積極手術切除，而肝轉移只能緩和治療。如果證實肝轉移，有沒有肺轉移就不重要了。

　　有人又問：那後來有安排肺部 MRI 嗎？坦白說，根據我的經驗，覺得那不像肺轉移。我會先處理局部腫瘤，後續追蹤胸部電腦斷層，萬一真的是肺轉移，等它稍微長大一點再進行切除也不遲。

案例 73（續）　治療手段對嗎？（術、器）

　　我立即通知放射腫瘤科醫師，指出這是原發病灶，並非骨轉移。他聽了嚇了一跳，趕快停止電療。同時，我也通知了骨科醫師，強調這是原發病灶，應當立即進行手術切除。他聽了大吃一驚。病患接受手術切除後出院。

　　然而，病患回診時，我翻閱手術紀錄單，赫然寫著「病灶內切除（intra-lesional excision with curretage and burr）」。

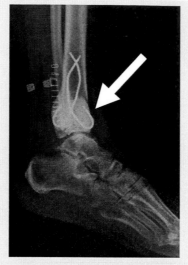

說明：手術後 X 光顯示病患沒有接受廣泛切除手術

　　天啊！面對這個情況，我感到非常震驚和無奈。廣泛切除是治療肉瘤的重要步驟，但這次手術並未達到這一目標。我該怎麼辦？要求會診其他骨科醫師嗎？沒有人願意接手這個爛攤子。勸病患轉院嗎？我實在說不出口。無奈之下，只能再次會診放射腫瘤科，進行拯救性電療，總劑量為 6200 cGy/29fx。由於 epithelioid angiosarcoma 對化療無效，因此不給予輔助性化療。

　　手術切除至少要達到廣泛切除（wide excision）才能治癒。這個病患就算沒有截肢，也應該施行廣泛切除，並植入人工關節。怎麼可以採用「intra-lesional excision」這種方式，從腫瘤中間切開，破壞腫瘤完整性，讓腫瘤細胞四處流竄呢？這原本應該是外科醫師必須嚴守的大原則，怎麼會是由我內科醫師在這邊大聲呼籲呢？

有人會問：一開始曾給予電療，後來被中斷，現在又要安排電療，有甚麼不一樣嗎？當然有不同之處。一開始以為是骨轉移，給予的是緩和性電療；現在因為手術沒有徹底切除（甚至可以說，根本沒有切除），所以需要給予拯救性電療，這兩種電療的目的和意義完全不同。

案例 73（續）　手術後追蹤對嗎？（道、法、術、器）

因為腫瘤根本沒有切除，只靠電療的力量是不夠的，我很擔心她會局部復發，安排每 3 個月回診一次。在手術後第 6 個月，她先回骨科門診，主訴左膝及左膝膕窩疼痛及壓痛。然而，骨科醫師告訴她，他的手術部位是左踝關節，左膝關節跟他無關，建議她找腫瘤科處理。

天啊！開刀部位是左踝關節，所以左膝關節跟外科無關，這又是何等的「鋸箭法」？然而，我一聽病患主訴，卻是心頭一震，明明開刀在左踝關節，怎麼會痛在左膝關節呢？顯然是有些不尋常。我立即安排膝關節 MRI，報告顯示「metastases in the distal femur and proximal tibia, with cortical breakthrough in the tibial plateau」，顯示腫瘤已轉移到膝關節上下的股骨和脛骨。

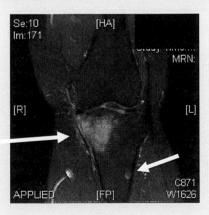

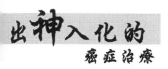

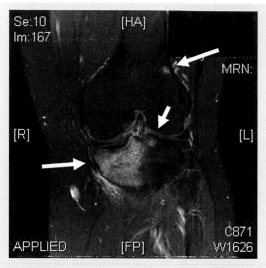

說明：MRI 顯示腫瘤轉移到膝關節上下的股骨和脛骨（箭
　　　頭處）

　　怎麼辦？才短短半年的時間，原本是 M0 的一盤好棋，
竟演變成 M1 的遠處骨轉移。我安排胸部電腦斷層，顯示
沒有肺轉移；骨頭掃描也顯示骨轉移主要集中在下肢，沒
有其它遠處骨轉移。我告訴病患，截肢才能治癒。骨科醫
師安排膝上截肢（transfemoral amputation, above knee
amputation）。如果時光倒流，第一次骨科能施行膝下截肢
（transtibial amputation, below knee amputation），可能就已
經治癒，也不需要隔半年以後遠處轉移，才施行更大範圍
的膝上截肢。

　　我考量有微量轉移的可能性，手術後給予 6 個療程的
輔助性化療，使用 doxorubicin/ifosfamide。

　　至今已經超過 10 年，病患仍然無病存活，並且沒有復
發的跡象。

　　這個病患從診斷、分期、治療，一直到追蹤，一路錯錯錯錯。她是被我用化療治癒的嗎？不，這是一個錯誤的觀念。對於癌症而言，最重要的是將腫瘤完全剒除，而化療只是輔助手段。我能治癒這個病患，靠的是對臨床病程的理解，靠的是正確的病理診斷，正確的疾病分期，正確的治療手段，以及正確的手術後追蹤。

　　但是，病患是否明白當時她的生命岌岌可危？她是否意識到她的病情經歷了如此多的轉折？她從未向醫師表達感激之情，似乎認為一切都是理所當然，完全不理解醫師的用心。對於專業人士而言，致力於拯救生命是我們的責任。我知道自己所做的一切，我確信我拯救了她的生命。

≫心得：診斷（道）、分期（法）、治療（術、器）、追蹤（道、法、術、器），環環相扣，就是出神入化的癌症治療。

281

國家圖書館出版品預行編目資料

出神入化的癌症治療 / 廖繼鼎　著　－初版－
臺中市：天空數位圖書　2024.06
面：17*23 公分
ISBN：978-626-7161-94-4（平裝）
1. CST：腫瘤學　2. CST：治療學
417.8　　　　　　　　　　　　　　　　113008294

書　　　名：出神入化的癌症治療
發 行 人：蔡輝振
出 版 者：天空數位圖書有限公司
作　　　者：廖繼鼎
美工設計：設計組
版面編輯：採編組
出版日期：2024 年 6 月（初版）
銀行名稱：合作金庫銀行南台中分行
銀行帳戶：天空數位圖書有限公司
銀行帳號：006—1070717811498
郵政帳戶：天空數位圖書有限公司
劃撥帳號：22670142
定　　　價：新台幣 580 元整
電子書發明專利第　Ｉ　306564　號
※如有缺頁、破損等請寄回更換　　　　

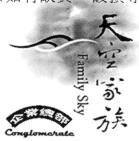

服務項目：個人著作、學位論文、學報期刊等出版印刷及DVD製作
影片拍攝、網站建置與代管、系統資料庫設計、個人企業形象包裝與行銷
影音教學與技能檢定系統建置、多媒體設計、電子書製作及客製化等
TEL　：(04)22623893　　　　　MOB：0900602919
FAX　：(04)22623863
E-mail：familysky@familysky.com.tw
Https ://www.familysky.com.tw/
地　　址：台中市南區忠明南路 787 號 30 樓國王大樓
No.787-30, Zhongming S. Rd., South District, Taichung City 402, Taiwan (R.O.C.)